안경탈출

안경 탈출

나는 이렇게 수술 없이 30년간 꼈던 안경을 벗었다

허정표 지음

좋은땅

프롤로그

안경을 착용하고 있는가? 안경을 지속해서 착용하게 된다면 안타깝게도 나처럼 시력은 계속 나빠질 것이고 심하면 나이를 많이 먹기 전에 노안이 오게 될 것이다. 안경을 착용하지 않았다면 운이 좋다. 안경을 착용하고 있는 사람들보다 훨씬 유리한 조건에서 눈 건강을 챙길 수 있기 때문이다. 앞으로 100세 시대를 앞두고 살아가야 할 시간이 긴 만큼 건강하게 노후를 맞이하고 싶다면 정신을 차리고 눈 관리에 집중해야 할 것이다.

우리 몸에서 눈은 얼마나 소중할까? 우리 몸에 가치를 매기자면 눈이 9할이라고 했고 예로부터 눈은 마음의 창이라고 불릴 정도로 가치를 높이 두고 있다. 그런데 눈은 시력이 나빠져서 그 기능을 제대로 발휘하지 못하는 경우가 많다. 여러 가지 원인이 있겠지만 가장 흔히 일어나는 것은 바로 근시와 원시다. 현대사회에 들어서 안경을 착용하는 사람이 점점 늘어나는 추세다. 사방이 건물들로 막히고 눈앞에 복잡하게 펼쳐진 일들로 인해서 멀리 바라보기 힘들고 대기는 오염되어 눈은 항상 깨끗하지 않은 공기와 대면해야 한다. 그리고 디지털 사회가 됨에 따라 컴퓨터와 스마트폰으로부터 시선을 뗄래야 뗄 수 없는 상황이다. 당연히 눈에 해로운 전자파와 함께 생활을 하다 보니 눈이 성한 사람이 줄어들고 있고 어린 시절부터 안경을 착용하게 되는 사례가 증가하고 있다.

나 또한 그러한 환경에서 벗어날 수 없었다. 눈에 대한 지식이 전무했고 당연히 잘 보이기 때문에 문제가 없다고 봤다. 오히려 당연하다고 생각했기 때문에 걱정도 관리도 하지 않았다. 그렇게 아무런 대처도 하지 않고 눈을 혹사한 결과로 중학교에 들어가자마자 시력은 급작스럽게 나빠졌다. 학교에서 앞자리에 앉을 때는 그나마 괜찮았지만 뒷자리에 앉게 되면서 칠판의 글씨가 보이지 않게 되었다. 안경을 맞춰야 한다고 마치 프로그램 된 듯 아무렇지 않게 안경점으로 가서 안경을 맞췄다. 부모님도 눈에 대한 관심은 거의 없었기 때문에 병원에 가서 눈 검사를 한다는 개념조차도 없었다. 게다가 가정형편이 좋지 않아 안경은 큰 부담이 될 수밖에 없었다. 그래도 공부를 해야 했기에 어쩔 수 없었다. 당시 저렴한 학생용 뿔테안경에다가 저렴한 렌즈를 끼워 첫 안경을 구입했다. 당시를 회상해 보면 얼마나 어리석었는지 웃음이 나고 화가 나기도 한다. 친구들과 장난을 치다가 안경이 바닥에 떨어졌었는데 심한 충격은 아니었지만 잔 스크래치가 고스란히 더해졌다. 점점 육안으로도 확인되는 스크래치가 생기면서 안경을 새로 맞춰야 하나 생각을 하고 있는데 안경을 먼저 착용하기 시작한 친구가 렌즈를 갈면 된다는 말에 안심했다. 왜냐하면 비싼 렌즈를 또 사야 한다는 생각에 마음이 무거웠는데 정말 칼 갈 듯 갈면 되는 줄 알았던 것이다. 나중에 안경점에서 안경렌즈를 갈면서 아니 교체하면서 눈물을 삼켜야 했다. 그때 나는 그만큼 무지했고 어리석었다.

　시력은 절대 좋아질 수 없다.
　안경을 쓰지 않으면 시력이 더욱 나빠진다.
　안경을 써야 시력이 많이 나빠지지 않는다.

안경을 벗으면 시력이 나빠진다.

어릴 때부터 들어오던 말들이다. 무지하고 이런 엉뚱한 지식들로 인해서 눈을 제대로 보호할 방법이 없었다. 물론 지금도 많은 사람들이 그렇게 믿고 있고 나 또한 다르지 않았다. 자전거 여행을 하기 전까지는 그랬다.

이제는 그런 말들이 틀렸고 시력은 좋아질 수 있다는 것을 체험으로 알게 되었다. 그리고 시력 저하에 있어서 속수무책이었던 과거와는 달라졌다.

시력은 좋아질 수 있다.
안경을 쓰지 않아도 시력이 나빠지지 않는다.
안경을 쓰지 않아도 시력이 많이 나빠지지 않는다.
안경을 벗어도 시력이 나빠지지 않는다.

더 이상 해 보지도 않고 막무가내로 받아들이지 않게 되었다. 그리고 스스로 시력 회복을 위해 노력하기 시작했다. 여기서는 내가 시력이 가장 나빠졌던 시기부터 겪었던 그리고 해 왔던 일들을 공유했다. 많은 사람들이 시력에 대한 걱정과 회복에 대한 열망을 가지고 공감해 주었으며 더 많은 사람들이 이 책을 읽고 안경을 벗을 결심을 했으면 좋겠다. 모든 변화는 마음가짐에서 시작된다. 이와 마찬가지로 노력한다면 시력을 지키고 회복하는 데 도움이 될 뿐만 아니라 안경을 벗게 되는 행운을 누릴 수 있을지도 모른다. 나는 이렇게 수술 없이 30년간 꼈던 안경을 벗었다.

목차

....

시력 0.1로 떨어지다

회사에서 컴퓨터 모니터를 빤히 바라보다가 눈의 피곤함이 쏟아졌다. 오랫동안 껴 오던 안경을 콧등으로 올리면서 잘 보이던 글자가 예전보다 흐릿하게 보였다. '안경을 또 바꿀 때가 되었나'라는 생각이 들었다. 어릴 때는 한때 2.0까지 시력이 나왔는데 안경을 착용하고 난 뒤부터 시력이 계속 떨어져서 0.3까지 떨어지기에 이르렀다. 시력이 떨어질 때는 마치 걷잡을 수 없을 정도로 뚝뚝 떨어졌는데 성인이 되고부터는 시력 저하가 천천히 일어났다. 그리고 0.3이 되고 나서는 시력이 안정화되었는지 크게 변화를 보이지 않고 있었다. 이제는 나이가 들면서 노안을 준비해야 할 입장이 되었다. 근시에 이어 노안까지 눈이 좋지 않은 것에 대한 부담은 예나 지금이나 변함이 없었고 오히려 걱정이 커졌다. 보통 40대부터 노안이 찾아온다고 하기도 하고 요즘은 더 빨리 노안이 생겨 젊은 노안도 있다고 하니 좀처럼 안심할 수 없었다. 그러던 중 회사 스트레스도 많고 삶에 대해 되돌아보면서 내가 진정 하고 싶은 것은 무엇인지를 곰곰이 생각하다가 하나의 꿈을 떠올렸다. 유럽으로의 여행이었다. 하지만 오랫동안 휴가를 쓰기도 힘들고 현실과는 거리가 있다는 생각이 들어서 포기하던 중에 일생일대의 결심을 하고 유럽으로 자전거 여행을 하기로 했다. 여행을 준비하면서 자전거를 타고 돌아다녀야 하고 유럽의 햇살은 따가울 것이라는 생각을 했다. 하루 종일 자전거를 타고 다니면 아무래도 햇살에 노출되는 시간도 길었고 모자만으로는 충분하지 않다는 결론을 내렸다. 그리고 실제로 유럽에서는 선글라스를 끼고 다니는 사람들이 많았다. 유럽에 가본 적이 없는 나로서는 그곳의 생활방식을 따라하는 것이 안전하다는 판단도 있었다. 그저 패션인지도 모르겠지만 시력이 나쁜 상태에서 더 악화되는 것을 막기 위해서 자전거를 타면서 착용할 선글라스와 함께 고글도 준비해야 할 것 같아 안경점을 찾았다. 고글을 골랐는데 당연히 안경을 착용하고 있었던 터라 렌즈에 도수를 넣을 수 있는지 물어보았지만 선글라스처럼 도수를 넣는 것이 아니라 별도의 도수 안경을 장착해야 했다. 안경만 착용하던 나에게 도수 안경을 별도로 낀다는 것은 생소한 것이었다. 고글 안에 끼우는 홈이 있어서 끼우기만 하면 됐다. 하지만 안 그래도 고글의 렌즈가 작은데 그보다 작은 도수 안경이라 시야가 많이 제한되었다. 스포츠 고글이라는 명색에 어울리지 않는다는 생각이 들기도 했다. 하지만 그보다 놀랐던 것은 현재 시력이었다. 안경사가 이리저리 검사를 하더니 시력이 0.1이라고 했다. 평소 0.3에서 왔다갔다 하던 시력이 0.1로 떨어졌다는 것이다. 마치 무슨 선고라도 받은 기분이 들어서 안경사에게 재차 시력 확인을 했지만 0.1이라는 결과는 변하지 않았다. 이것저것 검사하다가 난시도 조금 있다는 얘기도 들었다. 시력이 계속 나빠져서 0.3에 이르렀지만 한동안 변화가 없어 안경을 똑같은 도수로 맞추고 있었다. 안정을 보이는 듯해 안심하고 있었는데 시력이 더 떨어졌다는 것에 속상함이 커졌다. 시력이 한동안 변하지 않는 것을 보고 여기서 더 이상은 나빠지지 않겠지라는 안일함에 방심하고 있었던 것이다. 최근 컴퓨터 업무량이 많았던 것이 원인이었던 것 같아서 기분이 더욱 안 좋았다. 가까운 글씨도 잘 보이지 않아서 안경을 끼는 것도 서러운데 안구 건조도 더 심해진 기분이 들어서 우울했다. 시력이 0.1까지 떨어졌지만 항상 안경에 대한 부담을 가지고 있었다. 저도수 안경이라는 개념으로 당시에는 현재 시력에 딱 맞춰 안경을 끼기보다는 실제보다 조금 더 도수를 낮춰 착용해서 시력 회복을 염두에 두고 있었다. 게다가 도수가 너무 높아 어지러움을 느끼면 두통까지 생기기 때문에 주의하지 않을 수 없었다. 안경렌즈의 도수를 설정하면서 항상 마지막에는 아주 잘 보이는 상태에서 한 단계를 낮춰 달라고 얘기했다. 저도수의 안경을 끼고 안경점을 돌아다니며 어지러운지 어떤지를 확인하는 것이 안경 맞춤의 최종 단계였다. 예전부터 시력에 대한 걱정으로 시력 회복에 대한 갈망도 컸고 실제 회복 사례를 보여 주는 책이나 정보들이 있었기 때문에 지푸라기라도 잡는 심정으로 안경 도수만이라도 조금 낮춰 시력을 지키고자 하는 노력을 했다. 이렇게 퇴사를 하고 유럽 자전거 여행을 준비한 것이 잘한 선택이라는 생각이 들었다. 몸과 마음에 휴식을 주면서 본격적으로 눈을 더욱 소중히 생각하는 시간이 되었다.

마이너스 시력은 없다

고글에 들어갈 도수 안경을 맞추고 나서 아는 동생에게서 우연히 연락이 왔다. 근처에서 만나 이런 저런 이야기를 하며 길을 걷다가 최근 안경점에서 안경을 맞춘 일을 얘기하며 눈이 나빠졌다고 하소연을 했다. 0.1까지 떨어진 것은 처음이라고 당시의 당황스러움을 떠올리고 있는데 그러자 마치 '어린 시절 내가 더 뭐하다'라는 자랑을 하듯이 자기 시력은 마이너스라면서 자신의 시력이 더 나쁘다고 우겼다. 당시에는 시력에 대한 지식이 없어서 동생의 시력이 엄청 나쁘다고 생각했다. 하소연과 함께 쓰고 있던 안경을 벗고 2차선도로 건너편 가게의 간판 글씨도 희미해서 제대로 읽을 수 없을 지경이라고 했다. 자기도 시력이 어떤지 궁금했는지 그도 따라서 안경을 벗고 간판을 읽었다. 그런데 어떻게 된 일인지 간판을 제대로 읽는 것이었다. 현재 나의 시력인 0.1보다 나쁜 마이너스 시력이라면서 어떻게 읽을 수 있는지 알 수 없었다. 조금 황당한 상황이었다. 내 시력이 더 나쁜 것은 아닌지 걱정까지 하면서 동생의 안경을 빌려서 잠깐 써 보았다. 그런데 내가 끼고 있던 안경과 비교해서 전혀 도수가 높지도 않았다. 동생은 계속 마이너스 시력이라고 우기니 더 추궁할 길은 없고 무슨 다른 시력의 기준이 있다고 혼자 생각하고 말았다. 이후에 자료를 찾아보았다. 사실 시력에 있어서 마이너스 시력이라는 것은 없다. 시력은 양수로 안경을 끼지 않은 상태에서 측정하게 되는데 이를 나안시력이라고 한다. 오래전에 만들어진 시력 검사표로 검사를 하거나 또는 장비를 이용해서 측정하게 된다. 나안시력은 0.0에서 2.0으로 측정하는데 1.0 이상을 정상시력이라고 한다. 만약 나안시력이 0.0이면 보이지 않는 상태를 의미한다. 나안시력 0.1을 교정한 시력이 1.0 정도 된다면 안경 도수는 -3.0 디옵터가 된다.

근시용 안경 도수(단위: 디옵터)	나안시력
-1.0	0.36 ~ 0.45
-2.0	0.17 ~ 0.24
-3.0	0.09 ~ 0.12
-4.0	0.07 ~ 0.10
-5.0	0.05 ~ 0.08
-6.0	0.03 ~ 0.06
-7.0	0.02 ~ 0.04
-8.0	0.01 ~ 0.03
-9.0	0.01 ~ 0.02

대략적인 안경 도수 선택 기준을 확인해 보면 안경렌즈에 사용되는 고정된 도수가 넓은 범위의 나안 시력을 교정시키기 때문에 본인에게 맞는 안경 도수를 선택해야 한다. 특히 고도근시일 경우에는 범위가 상대적으로 크므로 더욱 주의가 필요하다.

동생도 안경을 맞추면서 얼핏 들은 안경 도수를 본인의 시력으로 알고 있었던 것이다. 이렇게 사람들이 흔히 착각하고 있는 마이너스 시력은 바로 안경 도수에 사용이 되는 디옵터 단위를 의미하는 것이다. 평소에 시력에 대해서 크게 관심을 가지고 있지 않기 때문에 안경을 맞추거나 시력 검사를 하면서 주위들은 안경 도수를 자신의 시력으로 착각을 하는 것이다. 주위에 눈이 좀 나쁘다는 사람들은 어른 아이 할 것 없이 마이너스 디옵터를 자신의 시력으로 알고 있다는 것은 놀라운 사실이었다.

시력 0.3으로 회복하다

마침내 유럽을 향해 자전거 여행을 시작하게 되었다. 자전거를 탈 때는 새로 맞춘 고글에 도수 안경을 장착하여 착용했다. 유럽 자전거 여행을 하면서 특별한 계획은 없었다. 단순하게 '돈이 떨어지면 돌아오자'라는 계획으로 편도로 날아갔다. 유럽의 자연은 그야말로 끝내줬다. 도심은 도시와 같은 분위기였고 공기도 별로였지만 외곽으로 나오면 인적도 드물고 자연이 살아 있다는 느낌이 들 정도로 공기가 신선했다. 페달을 밟으면서 힘들 때도 신선한 공기를 마시고 있어서 건강해지는 기분이 들었다. 챙겨 간 텐트를 이용해 캠핑을 하면서 야외생활이 길어졌다. 자연과 자연 사이로 이어진 기나긴 길을 달려 나갔다. 공기는 깨끗했지만 자전거 여행이라서 날려 오는 먼지로부터 자유로울 수 없었다. 바람이 불 때마다 고글에 먼지가 앉았고 대형트럭이 굉음을 내며 옆으로 달릴 때는 마치 태풍이라도 지나가듯 자전거가 휘청거리며 엄청난 모래바람을 일으켰다. 어떤 운전기사는 라이더들의 안전을 위해서 자전거가 달리는 갓길에서 멀찌감치 떨어진 중앙선에 붙어서 운전하는데 하필 중앙선 부근에 쌓여 있던 먼지는 사막의 모래바람처럼 날렸다. 처음에는 고글을 착용하고 있어서 어느 정도 보호가 됐지만 계속되는 라이딩으로 고글의 틈 사이로 날아드는 먼지는 피할 수 없었다. 그보다 더 심각한 것은 고글 안에 있는 도수 안경에 먼지가 쌓이다가 눈에 들어가는 불상사였다. 먼지가 날리는 것이 보일 때는 어느 정도 상황을 파악하고 있어서 마음의 준비가 되어 있지만 갑작스럽게 눈에 들어간 먼지는 상황을 심각하게 만들 수 있었다. 라이딩 중에는 사고와 직결되기 때문이다. 이물질이 들어간 눈은 함부로 만질 수 없어서 물로 씻기를 여러 차례 반복하다가 그마저도 여의치 않을 때는 정말 아찔한 상황이 되기도 했다. 결국 고글에서 도수 안경을 빼 버렸다. 자전거 길이 잘 조성되어 있어서 주위 경관을 선명하게 보지는 못했지만 맨눈으로도 자전거를 타기에는 충분했다. 유럽에서 자전거를 타는 동안 그 분위기에 취해 예상을 뛰어넘어 유럽 각국을 포함해서 30개국을 돌아보며 1만 4천 킬로미터를 자전거로 달렸다. 숙소를 마련해 머물기도 했지만 대부분 캠핑을 했다. 전기와 인터넷으로부터 차단되면서 스마트폰이나 컴퓨터 모니터를 보는 일은 자연스럽게 현저히 줄어들었다. 북유럽의 깊고 푸른 숲속을 달리면서 신선한 공기를 마음껏 들이켜며 돌아다녔다. 처음에는 2차선 도로 건너편의 간판 글씨처럼 흐리게 보이던 풍경들이 점점 제대로 눈에 들어오는 듯한 느낌이 들었다. 가장 큰 변화는 자전거를 타면서 항상 보고 다녔던 자전거도로의 라인들이 점점 선명하게 보였다. 매일 자전거를 타고 다니면서 보게 되는 하얗고 노란 라인들이 흐릿하면서도 겹쳐 보이는 현상이 점점 좁혀지면서 마치 여러 개의 라인이 합체하는 과정을 보는 듯했다. 그렇게 여행을 마치고 돌아와 처음으로 병원에서 건강검진을 받으면서 시력측정을 했는데 그 결과는 놀라웠다. 바로 0.3이었다. 여행을 출발하기 전에 측정한 시력이 0.1이었는데 여행에서 돌아와서 보니 0.3이 된 것이다. 단순하게 숫자로 보았을 때 무려 시력이 3배가 좋아진 것이다. 시력이 회복된 것이 너무 기뻐서 자전거 여행 책, 『300만 원으로 유럽 한 바퀴』를 쓰면서 이 사실을 언급하기도 했다.

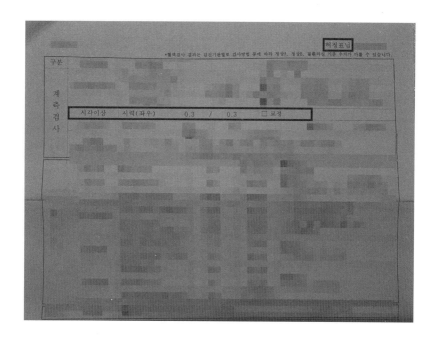

시력 회복을 꿈꾸다

언제부턴가 시력 회복은 할 수 없다는 것을 자연스레 받아들이고 있었다. 하지만 여행을 마치고 돌아온 이후 한순간에 모든 것이 바뀌었다. 바로 직접 시력 회복을 경험했기 때문에 누구보다 확실했다. 얼마나 비판 없이 자연스럽게 받아들이는 것이 무서운지도 깨닫게 되었다. 시력이 좋아질 수 있다고 주변에 얘기하면 그냥 웃어 넘기거나 아주 특별한 케이스로 치부하기 일쑤였다. 그리고 시력 회복이 불가하다라는 말을 믿었던 과거의 자신의 어리석음을 반성했다. 사실 이전에도 시력을 회복할 수 있다는 말을 듣고 몇 번의 시도는 해 보았다. 나름 열심히 하라는 대로 따라해 보았지만 시력이 좋아지지 않았다. 그래도 눈이 개운하거나 시원하다는 느낌을 받아서 처음에는 열심히 할 수 있었지만 눈이 좋아지기 위한 에너지보다 눈이 나빠지는 에너지가 컸던 때라 별효과를 보지 못했다. 마치 작심삼일의 결과처럼 결국 포기한 적이 한두 번이 아니었다. 그리고 잊고 있던 순간만큼 눈은 점점 더 나빠졌고 그 기억만이 남아 시력이 좋아질 수 없다는 말을 믿고 말았던 것이다. 하지만 지금은 조금 달랐다. 여행을 떠나기 전의 시력인 0.1에서 0.3으로 시력이 회복이 되었다. 시력 회복의 가능성을 본 것이다. 그리고 그렇게 길지는 않았지만 안경 없이 지내는 시간이 얼마나 편하고 행복하다는 것을 알게 되었다. 흔히 겨울철 라면 먹을 때나

마스크를 착용하면 안경렌즈에 김이 차오르는 것에서의 해방이었다. 그 동안의 실수와 시행착오를 되새겨 보았다. 작심삼일로 끝났던 시력 회복의 노력들이 어떠했는지 기억이 새록새록 떠올랐다. 눈에 좋다는 결명자차를 마셔 보기도 하고 눈 운동도 꽤 했던 것 같지만 결국 오랫동안 지속한 것은 하나도 없었다. 결명자차도 한두 잔 마신 것이 전부였다. 특히 안경을 끼기 시작하면서 안경을 벗고 생활한 적은 거의 없었다. 이전과 이후를 비교해 보면 가장 큰 변수는 바로 안경이었다. 평소에 공부나 업무 그리고 눈을 쓰는 일상에 있어서 안경을 벗는 시간이 거의 없었다. 안경을 벗는 것은 잠을 잘 때나 씻을 때가 거의 전부였다고 볼 수 있을 정도로 안경을 벗는 일은 거의 없었다. 하지만 여행을 하면서 우연히 벗고 지내던 시간이 길어지면서 자연스레 안경을 벗는 시간이 지속될 수 있었던 것이다. 그리고 캠핑을 통해서 휴대폰 사용이나 전자기기를 멀리하게 된 것도 하나의 변수라고 볼 수 있었다. 이번 시력 회복은 나에게 있어 기적과도 같았고 하나의 실마리를 제공해 주었다. 그리고 유전적인 것은 어쩔 수 없이 의학에 의지해야겠지만 적어도 환경적 요인과 인위적 습관에 의한 것은 최소한으로 줄임으로써 시력을 회복할 수 있으리라는 생각이 들었다. 열심히 인터넷과 책을 찾아가며 누군가에게 얼핏 들은 이야기가 아니라 직접 시력 회복을 위한 방법을 다시 공부하기 시작했다.

빛이 전달되는 과정

눈의 구조를 공부했던 생물시간을 제외하고 다시 눈에 대한 공부를 한 것은 정말 오랜만의 일이었지만 한 번 배운 지식을 새삼스럽게 다시 배우는 복습의 행위는 나름 즐거움이 있었다. 거울로 자신을 비춰 보면 가장 먼저 마주치게 되는 것은 바로 눈이다. 눈을 바라보고 나서 그 후에 보고 싶은 곳을 보게 된다. 외부에서 볼 수 있는 눈은 눈꺼풀로 싸여 있고 이물질이 들어가는 것을 막아 주는 속눈썹 뒤로 흰 바탕에 검은 눈동자가 보인다. 홍채의 색소에 따라 눈동자 색은 달라진다. 눈동자에 빛이 투과되면 외곽에 위치한 투명한 각막을 지나 방수, 홍채, 수정체 그리고 유리체를 차례대로 지나 망막에 상이 맺히면서 시신경을 통해 우리가 바라보는 시각정보는 뇌로 전달된다. 단순하게 열거하고 있지만 우리가 바라보고 있는 것은 서로 간의 복잡한 작용을 통해서 펼쳐지는 결과물이라고 할 수 있다. 그리고 이들의 기능이 원활하게 이뤄질 때 정상적인 시력이 유지될 수 있는 것이다. 반대로 보면 어느 하나라도 제대로 작동하지 않을 때는 시력에 이상이 생기는 것이라고 볼 수 있다.

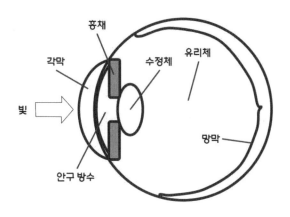

홍채
각막
수정체
유리체
빛
망막
안구 방수

각막 그리고 라식과 라섹

각막은 빛이 처음 접하게 되는 눈의 부위다. 옆에서 보면 곡면을 가지고 있어서 마치 안경렌즈와 비슷한 모습을 하고 있으면서 실제로도 유사한 역할을 한다. 각막은 깨끗하고 투명해서 빛을 적절하게 굴절시킬 수 있는 모양을 하고 있을 때 제 역할을 수행한다. 각막에 상처가 생기면 안경렌즈에 스크래치가 생긴 것처럼 그 부분에서 빛의 굴절이상으로 시야가 흐려지게 된다. 그리고 각막의 모양이 변형되거나 두께가 굵거나 얇아도 시력에 영향을 미치게 된다. 돋보기의 두께가 두꺼울수록 배율이 높아지는 것과 비슷하게 작용하게 되어 정상시력을 만드는 데 영향을 줄 수 있다. 시력교정수술인 라식이나 라섹이 이 원리를 이용한 것이다. 최근 사용되고 있는 스마일 라식수술은 레이저를 사용하는 과정에서 눈에 노출되는 사고에서 유래한다. 레이저가 눈에 큰 손상을 주었으리라 생각했지만 눈에는 큰 이상이 없고 각막이 조금 훼손된 것을 발견한 것이다. 그래서 이 레이저를 이용해 각막을 깎아서 빛의 굴절률을 인위적으로 조정하는 것이다. 라식은 각막을 절개하여 각막뚜껑을 만들어 놓고 각막을 깎은 후에 다시 덮는 반면 라섹은 각막뚜껑은 만들지 않고 인공각막뚜껑을 삽입하는 관계로 회복기간이 길고 통증이 동반된다. 이 과정에서 각막에 연결되어 있는 신경다발이 손상이 되게 된다. 각막에 연결된 신경다발이 안구의 건조함 등을 인지하여 눈을 촉촉하게 유지해 주는 역할을 하는데 이 신경이 손상됨에 따라 수술 후에 안구 건조와 빛 번짐 등의 후유증이 발생하게 되는 것이다. 수술을 통해서 즉각적인 시력 회복을 꾀할 수 있다는 점에서 매력적이기에 순전히 본인 결정에 달렸다. 하지만 수술은 망설여졌기에 수술 없이 시력이 좋아지는 방법을 쓰기로 했다.

안구 방수

각막과 수정체 사이 공간을 메워 주는 액체가 안구 방수다. 방수는 안구의 압력을 적절하게 유지해 주며 각막 및 수정체 등에 영양을 공급해 주는 중요한 역할을 한다. 방수가 제대로 순환되지 않으면 안압이 올라가게 되며 통증을 유발하기도 하고 심하면 신경손상으로 녹내장 등의 원인이 된다. 방수는 혈액과 달리 투명하다. 만약 피처럼 붉었다면 우리는 붉은 색안경을 끼고 세상을 보며 살았거나 아니면 앞을 제대로 보지 못했을 것이다. 그래서 혈액순환처럼 원활한 순환이 일어나지 않으므로 신체의 체 성분이 청결할 수 있도록 해 주고 영양공급과 노폐물의 배출이 잘 이뤄지도록 신경을 써야 한다.

홍채

홍채는 카메라의 조리개와 같다고 흔히 얘기한다. 사실 수정체 앞에서 빛의 투과량을 조절하며 눈을 보호해 주기도 한다. 홍채는 사람 특유의 신체 정보를 가지고 있어서 홍채인식기술에도 사용되고 있다. 자율신경계의 신호를 받아 빛의 정도에 따라 동공괄약근과 동공확대근이 작용하면서 빛이 많을 때는 동공괄약근이 수축하여 동공을 축소시키고 반대로 빛이 적어지면 동공확대근이 수축하여 동공을 확대시켜 빛이 더 많이 동공 안으로 들어오도록 일부러 의도하지 않아도 저절로 작동한다. 그래서 영화나 드라마에서 사람의 생사를 확인할 때 손전등을 이용해 눈을 비춰 동공이 반응하는지를 살피는 이유이기도 하다. 동양인의 경우는 색소가 짙은 반면 서양인의 경우는 색소가 엷어서 빛을 충분히 막아 주지 못하기 때문에 빛이 동공으로 많이 들어간다고 한다. 아마도 그래서 서양인들은 생활 속에서 선글라스를 착용하는 것이 아닌지 모르겠다.

수정체

수정체는 카메라의 렌즈 기능을 담당한다. 그래서 영어로도 그대로 렌즈라고 한다. 수정체도 홍채와 마찬가지로 자율신경에 의해서 조절되는데 수정체의 양끝에 위치하고 있는 섬모체가 수축하여 수정체가 돋보기처럼 두꺼워지면서 빛을 모아 가까운 사물을 선명하게 보여 주고 반대로 섬모체가 이완하여 얇아지면 초점이 더 멀어져 멀리 있는 사물을 식별하게 된다. 여기서 수축과 이완의 개념이 살짝 헷갈리게 되는데 실질적으로 수정체를 늘리고 잡아당기는 역할을 하는 것은 진씨대다.

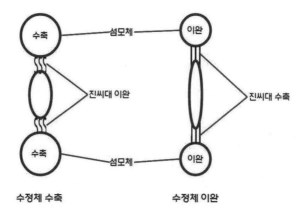

수정체 수축   수정체 이완

섬모체가 수축하게 되면 근육처럼 부풀어 올라 수정체에 연결되어 있
는 진씨대가 이완되면서 수정체가 원래의 타원형으로 돌아가게 된다. 섬
모체가 이완하게 되면 부풀어 올랐던 근육이 가라앉으면서 오히려 진씨
대를 잡아당기게 되는데 이때 수정체가 함께 당겨진다. 그 결과로 수정체
는 둥근 타원형에서 얇고 긴 타원형으로 변하게 된다. 이렇게 수정체는 빛
의 굴절을 조절하여 가깝고 먼 사물을 인식하는 데 아주 중요한 역할을 한
다. 많은 사람들이 이 기능이 원활하지 못해 원시와 근시를 겪게 된다. 노
화로 인해서 섬모체가 충분히 수축하지 못하는 경우에는 진씨대가 이완
되지 못해 수정체가 펴진 상태에서 다시 타원형으로 돌아가지 못하고 가
까운 사물을 인식하는 데 어려움을 겪게 된다. 그리고 수정체가 혼탁해지
게 되면 빛을 제대로 통과시키지 못해 뿌옇게 보이는 현상이 발생하기도
한다. 이를 백내장이라고 한다.

유리체

유리체는 눈을 둘러싸고 있으며 유리체 내부는 유리체액으로 채워져 있다. 유리체액은 눈의 구성 80%를 차지하고 있으며 눈의 형태를 유지하면서 눈의 각 기관을 자기 위치에 있을 수 있도록 해 주며 외부충격으로부터 눈을 보호해 준다. 유리체액은 투명하여 방수와 마찬가지로 빛이 통과되는데 그 중간에 이물질이 있으면 시야를 방해하게 된다. 눈 내부의 유리체액을 통해서 신진대사가 이뤄지므로 원활한 산소공급과 영양공급에 중요한 역할을 한다.

망막

망막은 빛이 닿는 마지막 관문에 위치하고 있으며 빛에 대한 종합적인 정보를 전기적 신호로 만들어 뇌로 전달하게 된다.

시력 회복을 위한 방법을 찾다

눈에 대한 공부를 하면서 그럼 어떻게 나빠진 시력을 좋아지게 할 수 있을까라는 의문을 가지고 시력 회복을 위한 방법을 찾아보기로 했다. 현실적으로 시력 회복에 대한 방법은 거의 없다고 봐도 무방할 정도로 자료가 거의 없다. 시력이 좋아졌다고 하는 자료를 찾아보면 원래 시력이 좋았던 사람이 시력이 더 좋아졌다는 얘기가 대부분이었다. 실질적으로 1.0 이상의 시력이 되면 정상시력보다 더 잘 보이는 정도의 시력이면서 그런 것은 컨디션에 따라 쉽게 좌지우지되는 경우가 대부분인데 마치 시력이 좋아졌다는 식이었다. 그런 자료는 제외하고 앞서 공부한 눈의 기관의 기능을 개선하고 발달시켜 줄 수 있을 만한 방법들을 찾아갔다.

안경을 벗고 생활하다

　먼저 자전거 여행을 하면서 시력 회복을 위한 방법을 한 가지는 찾은 듯했다. 이번 여행을 통해서 얻은 뜻밖의 수확이었다. 바로 안경을 벗고 생활을 해야 한다는 것이다. 원인은 먼지가 많이 쌓여서 불편하고 여행에 위험을 초래할 수 있다는 것이었지만 의도하지 않게 시력이 좋아지게 되는 좋은 습관을 찾은 것이었다. 안경을 끼면 눈에 좋다는 이야기도 많지만 그에 못지않게 안경을 끼면 눈이 나빠진다는 이야기도 심심치 않게 찾을 수 있었다.

　안경을 끼던 사람이 안경을 벗게 되면 밝게 보이던 세상이 갑자기 흐려져서 아무것도 제대로 보이지 않는 느낌이 든다. 솔직히 엄청나게 불편하다. 자는 시간을 제외하고는 거의 안경을 낀 채 생활을 해 오던 습관이 있어서 좀처럼 안경을 벗고 생활하기가 녹록지 않다. 심지어 목욕탕에도 안경을 들고 들어간다. 잠시 안경을 벗었을 뿐인데 평소처럼 깨끗하게 보이지 않는 상태가 되어 심리적으로도 이상반응을 하게 된다. 심지어 안경을 쓰면 얻게 되는 심리적 안정마저 순식간에 없어지게 되니 안경을 벗고 생활하기는 정말 쉬운 일이 아니다. 하지만 안경을 벗었던 이유는 시력이 좋아지는 데 도움이 되었기 때문이다. 실질적인 결과를 직접 체험했기 때문에 부정할 수 없는 사실이었다. 여행을 시작하기 전에도 시력이 조금이나마 좋아졌으면 하는 희망으로 안경을 벗고 생활하려고 노력을 했었다.

아침에 일어나 안경을 끼는 대신 거울 속의 뿌연 모습을 보며 아침을 시작했다. 주위에 사람이 있는 것은 알아도 누군지 가까이 가기 전에는 알기 어려웠고 눈앞 가까이 들이대어야 겨우 글씨가 보이는 일이 많아서 정말 불편했다. 안경을 쓰는 대부분의 사람들이 안경을 벗게 되면 호소하는 말들이다. 패션이나 눈이 나빠지려고 작정한 사람이 아니라면 열이면 열 모두 안경을 쓰고 싶어서 쓰는 사람은 없을 것이다. 오죽하면 콘택트렌즈를 끼거나 수술을 하겠는가. 그만큼 시력을 회복하기 위한 길은 힘겹고도 외로운 길이었다. 주위에서는 눈은 절대 좋아질 수 없다는 말과 함께 조롱의 눈으로 보기도 했지만 포기하지 않았기에 시력을 회복할 수 있었다. 그렇지 않았다면 지금도 끼고 있던 안경을 벗고 피곤한 눈을 달래기 위해 눈과 눈 사이를 지긋이 누르며 다시 안경 쓰기를 반복했을 것이다. 그렇게 안경을 벗고 생활을 하며 조금 시간이 지나고 예전 동생과 함께 걸었던 길을 다시 걷게 되는 일이 있었다. 그때는 보이지 않던 반대편 간판의 글씨가 점점 선명하게 보이기 시작하더니 간판의 글씨를 읽을 수 있게 되었다. 작은 글씨는 희미해서 읽기에는 어려웠지만 적어도 큰 글씨는 확실히 읽을 수 있었다. 작은 글씨를 읽거나 멀리 있는 곳을 확인이 필요할 때는 안경을 쓰기보다 스마트폰 카메라로 촬영을 하여 사진을 확대해서 보는 방법을 택했다. 안경을 벗고 시력 개선의 효과를 점점 맛볼 수 있었다. 주변이 모두 희미하고 뿌옇게 안개 낀 모양이었지만 눈은 스스로 회복을 시작했던 것이다. 그리고 또 하나의 변화는 콧등에 생기던 안경테 자국이 사라졌다. 안경을 착용하게 되면 아무리 안경 무게가 가벼워졌다고는 하지만 콧등과 귀 부위에 자국이 생기거나 피부자극이 느껴지는데 사소하지만 그런 자극들이 사라진 것이다. 삶에 산뜻함이 더해진 기분이 들었다.

안경은 시력 회복의 걸림돌이다

자료를 찾다가 안경이 시력이 좋아지는 데 있어서 걸림돌이 된다는 사실을 알아냈다. 우리의 시력은 시시각각 변한다. 오늘 측정한 시력이 내일의 시력이 아닐 수 있다. 물론 좋아질 수도 있고 나빠질 수도 있다. 그 차이는 개인에 따라 다르겠지만 한 친구는 시력이 1.2였는데 순간 0.7 이하로 떨어져 안경을 착용하려고 고민했다고 한다. 다행히 고민의 시간이 길었던 것인지 귀찮아서 미룬 것인지 모르겠지만 반년 만에 시력을 측정했는데 다시 1.2로 회복이 되어 현재는 예전처럼 잘 보인다고 했다. 당시 스트레스를 많이 받던 시기였음을 상기하면서 스트레스가 시력을 나쁘게 하는 하나의 원인이 아닐까라는 생각을 하게 되었다고 한다. 여기서 한 가지 짚고 넘어가야 하는 것은 시력은 변하는데 안경 도수는 변함이 없다는 것이다. 최첨단 인공지능 안경이 발명되지 않는 이상 우리의 눈은 고정된 안경 도수를 통해서 볼 수밖에 없는 것이다. 내가 안경을 끼기 시작할 때가 안경이 하나의 패션 아이템으로 부상하기 시작할 때였다. 심지어 눈이 좋은 친구마저도 안경을 껴 보고 싶은 생각이 들어 친구들의 안경을 빌려서 끼고 다니는 일이 허다했다. 내 친구들의 일부도 그러한 행동들을 했고 안경의 불편함을 깨닫고 포기하는 친구도 있었지만 계속 지속하던 친구들은 저절로 눈이 나빠져 결국 안경을 끼게 되었다. 눈이 좋아도 안경을 끼게 눈이 안경에 맞춰지고 만다. 같은 원리로 시력이 일정 수준 회복을 하더라도 다시 고정된 안경 도수에 맞춰서 시력이 내려오게 되는 것이다. 하지만 반대로 눈의 시력이 내려갔을 경우에는 어떤가. 아마도 안경점에 들러서 더 높은 안경 도수의 안경을 맞추게 될 것이다. 이러한 일이 반복되어 시력이 회복되기는커녕 점차 두껍고 무거워진 안경을 끼는 신세가 되고 지갑에서 나가는 돈도 늘어난다. 두꺼워진 안경은 외견상 보기에도 좋지 않다. 렌즈 압축 기술이 있어서 다행히 그런 신세는 면하겠지만 눈과 지갑이 처한 상황은 변함이 없다. 게다가 콘택트렌즈에도 한계 도수가 있고 안경렌즈의 압축에도 한계가 있어서 시력이 더 나빠지면 어쩔 수 없게 된다. 특히 콘택트렌즈는 안경과는 달리 각막에 직접적으로 닿게 되는 형태라서 눈에 공급되어야 할 공기의 흐름을 방해할 수 있다. 또 콘택트렌즈가 오염되면 눈에 직접적으로 상처를 주거나 감염이 이뤄지므로 상당한 주의가 필요하다. 뉴스에서 한 노인이 눈이 너무 보이지 않아서 병원에서 진단을 받았는데 눈에서 여러 개의 콘택트렌즈가 포개져 있었다는 웃지 못할 해프닝이 있었다고 한다. 자각능력이 떨어지면서 본인을 관리하는 능력이 부족해지기 때문이다. 나이든 사람일수록 그럴 가능성이 크므로 콘택트렌즈의 착용은 더 주의할 필요가 있어 보인다.

일반적으로 육안으로 사물을 인식하는 데 있어서 각막에서 굴절이 시작되어야 하는데 안경렌즈에 의해서 1차 굴절을 거친 사물을 봐 왔던 것이다. 앞이 잘 보이지 않아서 안경을 착용하게 되면 가장 알기 쉬운 변화는 바로 눈꺼풀이다. 안경렌즈에서 1차 굴절된 빛을 보기 위해서 몸이 반응하는데 눈을 크게 뜨고 보는 것이다. 안경을 착용하는 사람이 안경을 벗었을 때와 썼을 때 눈의 크기가 변하는 이유가 여기에 있다. 안경렌즈는 빛을 분산하기 때문에 빛을 많이 받아들이기 위해서 눈을 크게 뜨는 신체 반응이다.

보통 근시용 안경렌즈는 빛을 투과시켜 분산시켜 준다. 빛을 분산시키면서 동시에 영상을 작게 축소시켜 주는 기능을 한다. 안경렌즈의 굴절을 통해서 작게 만들어진 영상은 각막과 홍채에서 굴절을 하여 더 작은 영상을 만들어 낸다. 최종적으로 수정체는 수축과 이완을 통해서 사물을 인식할 수 있도록 굴절시킨다.

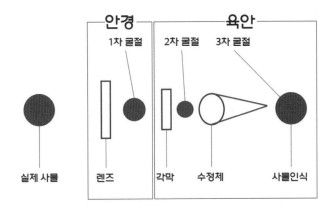

안경이 없었다면 수정체는 최대한 이완된 상태에서 영상을 제대로 볼수 없었는데 안경렌즈에서 영상을 축소시켜 준 덕분에 눈은 수축된 상태에서 제대로 볼 수 있게 되는 것이다. 그래서 안경을 착용하는 한 눈은 크게 떠지게 되고 수정체의 수축은 지속된다. 또는 수정체의 과수축에 의해서 노안이 조기에 발생할 수도 있다.

안경을 벗게 되면 비로소 원래대로 각막에서 굴절된 빛을 인식하기 시작하게 된다. 하지만 어떤 이유로 제대로 이완되지 못하던 수정체가 안경에 의해 지속수축 또는 과수축을 해 왔기 때문에 수정체는 제대로 이완하지 못한다. 이를 관장하는 자율신경계는 마음대로 움직이지 않기 때문에 스스로 회복을 할 수 있도록 오랜 기간을 노력해야 하고 안경을 착용한 기간만큼 상당한 노력이 요구된다. 그래서 안경은 당장 눈이 잘 보기 위해서 필요한 악과 같은 존재다. 당장에는 잘 보이도록 해 주지만 각종 부작용은 고스란히 떠안아야 하기 때문이다. 안경을 착용하기 전이라면 안경 의존도의 무서움을 깨닫고 눈 건강관리에 집중해야 할 것이고 이미 안경을 착용했다면 안경 의존도를 줄이도록 노력해야 시력 개선을 이룰 수 있다.

안경을 착용하면 시력이 나빠진다

안경을 착용해도 시력이 나빠지지 않는다는 이야기가 있는데 사실은 시력이 나빠진다. 시력이 나빠지지 않는다고 말하는 사람들은 눈이 안경 도수에 맞춰져서 그렇다고 하는데 그것이 시력이 나빠진 것이다. 여기서 또 나이가 들어서 노화로 인한 시력 저하라고 할 것이다. 또는 눈에 나쁜 습관이나 환경에 의해서 시력이 나빠진 것이라고 책임을 떠넘긴다. 노화 는 누구도 피할 수 없는 것이고 컴퓨터나 휴대폰을 사용하지 않는 사람은 거의 없기 때문에 반박할 여지가 없다. 이런 것들이 시력 저하에 영향을 주는 것은 맞지만 안경의 착용만을 두고 보았을 때 안경은 시력을 나쁘게 한다.

위에서 알아보았듯이 안경이 시력 회복에 어떻게 방해가 되는지 알 수 있다. 당장에는 변화를 크게 느끼지 못하겠지만 안경을 오랫동안 착용한 후 안경을 벗으면 수정체가 제대로 역할을 할 수 없어 뿌옇게 보인다. 안 경을 착용해도 시력이 나빠지지 않는다면 안경을 벗으면 원래 시력으로 돌아와야 하는데 그렇지 않다. 오히려 더 안 보이고 부작용까지 생긴다.

시력을 좀 더 세분화하면 주간에 보는 주시와 야간에 보는 야시로 구 분할 수 있다. 주간에는 밝은 빛으로 사물을 파악하고 야간에는 약한 빛으 로 사물을 파악하게 된다. 주간에는 빛이 강해서 사물인식이 쉬운 반면 야간에는 빛이 약해서 어둡기 때문에 사물인식이 어렵다. 특히 안경을 착용하는 사람이 안경을 벗으면 더 심하다. 근시용 안경의 경우 오목렌즈와 같이 빛을 확산시키기 때문이다.

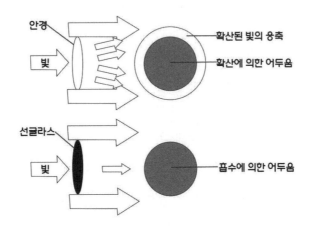

안경렌즈를 통과한 빛은 사방으로 분산되고 렌즈 외곽으로 빛이 퍼지면서 옹축된다. 그 결과 마치 선글라스처럼 약한 빛이 눈으로 전달되게 되는 것이다. 안경을 착용하게 되면 일시적인 것이 아니라 몇 년에 걸쳐 장기적으로 영향을 받게 된다. 한마디로 약한 선글라스를 끼고 사는 것과 같은 것이다. 착용하던 안경을 벗게 되면 빛이 강한 주시에는 눈부심이 심하고 눈물이 나기도 한다. 렌즈에 의해 확산된 빛을 보다가 순수한 자연광을 접하게 되어 안경을 착용할 때보다 강한 빛에 노출되기 때문이다. 그나마 밝은 빛에 의해서 시야가 잘 확보되는 반면 야시는 그렇지 않다. 야시에도 큰 영향을 주어 저녁이나 밤이 되면 빛이 약해져 시야가 더 흐려지고 빛번짐이 심해진다. 그래서 안경을 착용하면 시력이 나빠지고 주시보다 야시가 더 나빠진다.

안경을 착용하면 눈이 작아진다

　안경을 착용하게 되면 눈이 작아진다고 하는 이야기가 있다. 결론부터 말하자면 상당 부분 눈이 작아진다. 왜냐하면 근시용 안경렌즈의 1차 굴절에 대해서 알아보았듯이 빛이 확산되면서 사물을 축소시키기 때문이다. 안경을 끼고 있는 사람을 바라보게 되면 안경렌즈에 의해 굴절된 상대방의 눈을 보게 되기 때문이다. 사실은 안경을 착용한 상태에서는 빛이 확산되어서 많은 빛을 받아들이기 위해 눈이 더 크게 떠지게 되고 수정체가 수축되면서 힘이 꽉 들어간다. 마치 안경렌즈에 굴절되어 만들어진 영상을 들여다보는 상황이 되는 것이다. 이렇게 광학적인 이유로 눈이 작아 보이기도 하지만 안경을 벗게 되면 눈에 들어갔던 힘이 풀리면서 눈꺼풀이 내려온다. 게다가 안경에 의해서 분산되던 빛이 그대로 눈에 들어오기 때문에 안경을 착용했을 때보다 벗었을 때 눈부심이 심해진다. 심하면 눈물이 나기도 한다. 마치 어두운 곳에 가면 눈이 커지면서 내부의 상황을 살피기 위해서 사방을 두리번거리다가 밝은 곳으로 갑자기 나오면 눈이 부셔 눈을 제대로 뜨지 못하는 모습과 같다고 볼 수 있다.

　안경을 하루 이틀 착용하는 것도 아니고 몇 년 동안 착용하게 되면 눈 근육들이 변형되어 눈 모양도 바뀌게 된다. 안경을 오랫동안 착용한 사람이 안경을 벗으면 이와 같이 눈을 게슴츠레 뜨기 때문에 눈이 작아졌다고 생각하는 것이다. 그리고 다시 안경을 착용하면 눈에 힘이 들어가고 눈을 크게 뜨게 되어 눈이 커졌다고 생각하게 되는 것이다.

이처럼 안경을 착용하게 되면 굴절에 의해서 눈이 작게 보이고 오랫동안 안경을 착용하다가 안경을 벗으면 눈꺼풀이 내려오기 때문에 눈이 작아지는 것이다. 안경에 의해서 눈이 작아 보이는 것을 피하기 위해서는 안경을 조기에 벗기 위해서 노력해야 할 것이다.

시력은 수시로 변한다

아침에 일어나 평소에 보이던 글씨가 보이지 않는 경우가 있었다. 분명 어제는 보였던 글씨였는데 말이다. 또 시력이 나빠진 것은 아닌지 또는 시력이 일시적으로 회복된 것은 아닐까라는 의문과 당혹스러움이 교차했다. 그리고 어제 하루를 되돌아보는 시간을 가졌다. 그리고 얼마가 지나면 그보다 더 잘 보이는 날도 있었다. 그런 날이 반복되고 익숙해졌다. 이로써 시력이 나빠지고 좋아지는 것에 일희일비하지 않게 되었다. 물론 시력이 나빠지면 기분이 좋은 것은 아니지만 예전처럼 불안하거나 안절부절하지 못했던 모습에서는 벗어날 수 있었다. 대신 시력에 좋은 일은 어떤 것을 했고 나쁜 일은 무엇을 했는지 따져 보며 하루를 돌아보게 되었다. 시력은 우리가 알지 못하는 가운데 시시각각 변한다. 알 수 없는 이유로도 시력은 크게 변할 수 있다. 그만큼 눈의 복잡함이 관여하기 때문이다. 오늘 1.0이었던 시력이 내일은 0.8이 될 수 있다. 무슨 말이냐면 시력은 안경 도수처럼 고정된 것이 아니라는 것이다. 몸의 컨디션에 따라 잘 보이는 날이 있는 반면에 잘 보이지 않는 날이 있다. 시력이 좋은 사람들은 약간의 차이를 쉽게 인지하지 못하기에 그냥 넘어가고 말 일이지만 안경을 착용하는 사람에게는 그렇지 않다. 시력이 많이 나빠진 날 안경을 맞추러 가는 일이 아마도 최악의 시나리오가 될 것이다. 다시 시력이 많이 좋아진 날이 있더라도 높아진 안경 도수에 적응할 수밖에 없을 테니 말이다. 그래서 안경을 맞추기 전에는 시력 측정을 여러 번 하는 것이 좋다. 일정 기간의 여유를 두고 시력을 측정한 후에 가장 좋았던 시력을 기준으로 안경을 맞춘다면 눈에 이로울 것이다. 최근 피로한 일이 많았고 눈이 침침해졌다면 최대한 컨디션을 살려 상태 확인을 꼼꼼하게 하자. 당장 안경점으로 가서 안경을 맞춘다면 실질적인 본인의 눈에 맞지 않는 더 높은 안경 도수를 끼고 돌아오게 될 것이다.

천연 비타민 태양을 만나다

　　학교생활과 사회생활을 하면서 눈부신 햇살 아래를 여유롭게 걷는 것을 상상하며 지친 마음을 달랬다. 지금은 여유를 가지고 태양을 마주하는 시간을 자주 가졌다. 자전거 여행을 하면서 안경도 벗고 다녔지만 의도하지 않게 햇살을 자주 접할 수 있었다. 낮에는 열심히 달리고 저녁에는 아우성치는 근육들을 달래며 잠에 빠져 들었다. 그만큼 예전과는 다르게 햇살을 쬐는 시간이 자연스럽게 늘어났다. 햇살이 좋은 날에는 어김없이 마음의 무게를 잠시 잊고 밖으로 나가 산책을 즐겼다. 안경을 통하지 않고 맨눈으로 바라보는 세상은 또 다른 아름다움을 선사해 주는 듯했고 상쾌했다. 자연스럽게 스트레스도 없어지고 가끔은 즐겁고 흥겨워서 콧노래가 저절로 나왔다. 답답할 때 희망하던 햇살 아래서의 산책이 이뤄진 지금은 더할 나위 없이 최고였다.

　　현대 사회인들은 형광등 아래에서 보내는 시간이 늘어남에 따라 몸에 좋은 태양광의 노출이 급격히 줄어들면서 자연스레 몸에 이로운 천연 비타민의 섭취가 감소하게 된다. 물론 지나친 노출과 태닝은 몸에 해롭지만 적절한 태양광의 흡수는 건강에 이롭다. 대표적인 에너지가 비타민D다. 비타민D는 몸의 신진대사를 도와주며 면역기능에 관여하는 주요 비타민이다. 휴식을 취하는 시간에는 잠시 햇살과 마주하는 것이 좋다. 추운 겨

울날 따스한 햇살이 들면 흔히 광합성을 한다는 농담을 던지며 햇살을 쬐듯 말이다. 눈을 감은 채로 약 1~3분간 따갑지 않은 태양을 바라보자. 직사광선을 직접 눈으로 바라보는 것은 눈을 혹사시키는 행위이므로 반드시 눈을 감고 바라보아야 한다. 아이들에게도 주의를 해 주는 것이 좋다. 나는 어린 시절 외화드라마 중에 태양을 바라보면 초능력을 발휘하는 내용이었는데 너무 재밌게 본 나머지 바보 같이 흉내를 낸 것이다. 잠깐 동안이었지만 태양을 바라보고 나면 눈을 감은 후에도 태양이 붉고 검은 점으로 잔상이 남아 있으면서 살짝 기분이 묘해지기도 했다. 되돌아보면 얼마나 어리석은 짓이었는지 당장 꾸짖고 싶은 심정이다. 아이들은 호기심으로 눈을 망칠 수 있기 때문에 주의가 필요하다. 그래서 너무 뜨겁지 않은 아침, 저녁 태양을 지긋이 바라본다. 어떤 이유인지는 모르겠지만 눈을 감고 있으면 어두운 세상에 햇살이 내리쬐면서 눈에 무지개가 맺히는지 붉게도 보이고 노랗게도 보이고 파랗게 보이기도 한다. 편안한 상태에서 눈 일광욕을 즐기도록 하자. 태양 응시 또는 태양 섭취라고도 알려져 있는데 태양에너지가 눈을 통해서 망막으로 이어지는 시상하부를 자극해 주고 뇌를 활성화시켜 준다. 활성화된 뇌는 신체와 동시에 눈을 치유해 준다. 반면 눈을 뜬 상태에서 직접적인 자외선 노출은 눈에 악영향을 줄 수 있으므로 피해야 한다. 눈을 감고 있는 동안 눈을 감싸고 있는 눈꺼풀이 따뜻해지면서 눈 주위의 혈액순환 또한 활성화된다. 얼핏 눈앞에 모세혈관이 보이고 그 사이로 현미경으로 볼 수 있는 적혈구 등이 흘러가는 모습이 보이는 듯하다. 눈을 감은 상태에서 눈을 좌우상하로 움직이면서 눈을 움직이는 근육을 풀어 주고 눈을 뜨기 전에는 마사지를 통해서 햇살 바라보기를 마무리한다. 눈 성장에 있어서 태양이 필수인 이유가 있다. 눈이 성장하면서 모세혈관의 분포도 변하게 되는데 태양광의 노출 정도에 따라서 모세혈관이 많아지기도 하고 적어지기도 한다. 눈은 빛을 투과하여 깨끗한 영상정보를 입수해야 하는데 만약 모세혈관이 많이 생겨 그 통로를 막게 된다면 빛은 제대로 통과하지 못하고 깨끗하게 보여야 할 시야에 장애가 발생하게 될 것이다. 모세혈관이 너무 많이 생성된다면 결국 실명에 이르게 될 수도 있다. 그만큼 태양과 눈은 밀접한 관계를 이루고 있으므로 태양과는 가까우면서도 먼 거리를 균형 있게 유지해야 한다.

선글라스를 생활화하다

자전거 여행을 하면서 항상 스포츠 고글을 끼고 다녔다. 그리고 평소에 생활할 때는 선글라스를 착용하며 지냈다. 여행에서 돌아와서도 스포츠 고글은 거의 끼지 않게 되었지만 선글라스는 외출할 때 필수적으로 끼게 되었다. 특히 한낮에는 모자까지 눌러쓰며 자외선으로부터 눈을 보호했다. 햇살 바라보기를 하면서 태양과 가까워지는 법을 배웠다면 이번에는 선글라스나 모자를 활용하여 태양과 멀어지는 법을 배웠다. 수염까지 기르고 선글라스를 끼고 있으면 가끔 외국인으로 오해받기도 하는 웃긴 상황이 발생하기는 하지만 눈을 보호하는 데 있어서 선글라스만큼 효과적인 것은 없다. 모자도 태양으로부터 눈을 보호해 주지만 바닥이나 반짝이는 물체에 반사되어 들어오는 빛은 막을 수 없기 때문에 최종적으로 눈앞에서 선글라스로 하여금 자외선을 막아 주는 것이다.

태양으로부터 받는 이로운 점이 있는 반면에 부정적인 영향을 받는 경우도 많다. 환경오염으로 인해서 오존층이 파괴되고 기후변화로 인해 점점 태양광이 강해지고 있다. 장시간 야외에서 태양에 노출되면 눈에 해로울 수 있으므로 자외선 지수가 높은 날 외출을 할 때는 선글라스를 착용하도록 하자. 눈에 노출되는 자외선 양을 줄일 수 있다. 선글라스를 굳이 실내나 어두운 곳에서 계속해서 착용할 필요는 없다. 신분을 숨기거나 모습을 감추기 위해서가 아니라면 말이다. 적당한 빛이 있어야 하는데 실내나 어두운 곳에서는 오히려 선글라스가 빛을 방해하게 되어 더욱 어두운 상태가 되어 시력에 영향을 줄 수 있기 때문에 자외선이 많지 않은 실내나 어두운 곳에서는 선글라스 착용을 지양하는 것이 좋다. 선글라스를 선택할 때도 주의사항이 있다. 선글라스라고 해서 모두 자외선을 막아 주는 것이 아니다. 아무래도 국내에서는 선글라스를 하나의 패션 아이템으로 주로 사용하지 자외선을 차단하기 위해서 잘 사용하지 않는다. 바닷가를 찾거나 어쩌다 해외여행을 가게 되면 끼게 될까 국내에서는 주위를 의식하게 된다. 한국 사람에게는 특유의 비아냥거림이 있다. 스타들은 예외겠지만 무슨 폼 잡느냐, 맞았냐 또는 성형 수술을 했느냐 등의 질문이 귀찮아서라도 벗게 될 것이다. 그래서 바닷가 휴양지에서나 볼 수 있지 평상시에 착용하는 사람들은 많지 않다. 패션과 실용성을 잘 활용해야 하는데 일부 선글라스의 경우에는 자외선을 차단하는 성능이 현저히 낮은 선글라스도 있다고 한다. 그리고 장기간 사용하다 보면 관리상태에 따라 차단 효과가 떨어지므로 주기적으로 성능을 확인하는 것도 좋을 것이다. 한 번은 명동거리를 걷다가 방송국에서 인터뷰를 한 적이 있는데 그때 소중한 지식을 알게 되었다. 인터뷰는 자외선 차단 효과를 측정하기 위한 장비로 선글라스를 체크하면서 이뤄졌는데 다행히 내가 착용하고 있던 선글라스는 100% 차단 효과를 가지고 있었다. 왜 평소에는 건강에 이렇게 유용한 상식을 접하기 어려운지 잘 모르겠다. 그리고 선글라스의 렌즈 색상은 필요에 따라 선택하여 사용할 수 있으며 패션과 효용을 높일 수 있다. 검정색은 사계절 무난하게 사용할 수 있으며 장시간 착용할 때 쓰기 좋다. 녹색은 빛의 장파장을 흡수하여 눈의 피로를 덜어 주어 편안한 착용감을 주므로 운전이나 녹내장 완화용으로 쓰인다. 갈색은 녹색과 반대로 빛의 단파장을 흡수하여 햇빛이 강할 때 눈부심을 줄여 주어 레저용으로 적합하다. 노란색은 자외선은 흡수하는 반면 적외선은 흡수하지 않아 야간용으로 주로 쓰이며 운전할 때 사물인식을 선명하게 해 주고 빛 번짐이 있을 때 사용하기 적합하다.

시간이 날 때마다 눈 운동하기

눈도 움직일 수 있도록 근육으로 둘러싸여 있다. 그러므로 눈 운동을 통해서 눈 근육을 단련할 수 있다. 시력 회복에 대한 정보를 검색해 보면 가장 대표적인 것이 바로 이 눈 운동이다. 그만큼 널리 알려져 있고 쉽게 접근할 수 있기에 시간이 날 때마다 눈 운동을 했다. 눈 운동을 하기 전에는 습관적일 수도 있지만 안경을 착용하게 되어 안경테의 사각부분이나 안경렌즈를 벗어난 부분을 보기 위해서 눈을 움직이기보다 고개를 움직이면서 보는 경향이 나타난다. 그러한 경향과 습관에 의해 사용하지 않는 눈의 근육들은 약해지고 퇴화한다. 마치 시력이 나빠지는 것과 비슷하다. 눈의 근육들이 약해지면 눈으로 가는 혈류량이 줄고 충분한 에너지와 산소 등의 공급이 이뤄지지 않아 눈이 원활하게 활동할 수 없을 수 있다. 그래서 눈의 노화를 늦추기 위해서라도 눈 근육의 단련이 필요하다. 몸을 튼튼하게 하기 위해서 헬스장에서 각 부위를 운동시켜 근육을 단련하듯 눈도 운동으로 튼튼하게 할 수 있다. 눈으로 중량운동을 할 수 없으므로 눈동자를 각 방향으로 움직여 눈의 근육을 자극하고 긴장된 근육도 풀어 준다. 하루 최소 3~5회 이상씩 진행했다. 방법은 간단하다. 우선 편안하게 앉거나 선 자세에서 고개를 고정하고 눈동자를 각 방향으로 반복해서 움직여 준다. 좌우, 상하, 대각선, 원형으로 눈이 움직일 수 있는 곳까지 움직여 준다. 이때 너무 세게 눈을 돌리려고 애쓰지 않고 최대한 편안하면서도 시선이 끝까지 갈 수 있는 곳까지 보낸다. 눈 운동을 실시할 때는 기준점으로 활용할 수 있는 것을 준비한다. 종이에 십자가와 대각선, 원형을 그려 놓고 하면 가이드라인이 완성되어 기준을 정하기 좋다. 몸과 마음이 따로 놀지 않으려는 법이 없다. 수평으로 움직이고 있다고 생각하지만 대각선으로 움직일 수도 있기 때문이다. 가상의 연장선을 그어 시선을 움직일 수 있는 곳까지 보내기도 하고 정해진 가이드라인에서만 움직여 보기도 한다. 조금은 빠르게 조금은 느리게 변화를 주는 것도 해 보았다. 빠르게 움직일 때는 쉽게 되지만 느리게 움직일 때는 눈동자가 흔들리는지 뭔가 띄엄띄엄 보는 듯한 기분이 들기도 하지만 꾸준히 했다. 단순하게 눈만 굴리다 보면 대충하게 되는 모습을 보이기도 하고 움직임이 어설프기도 하며 심지어 불편하게 느껴질 때가 많았다. 그래서 체조를 하면서 구호를 외치듯 조용히 숫자를 세면서 실시했다. 너무 빠르지도 않고 너무 느리지도 않게 개수를 채워 준다. 눈 운동을 할 때는 시선에 무엇이 보이는지 크게 신경 쓰지 않았다. 우선은 눈이 충분히 움직이는 것에 집중했다. 한 방향에 10번씩을 하기도 하고 20번씩을 하기도 했다. 처음에는 단순하게 시작을 하면서 간단하다는 생각이 들었지만 결코 만만하지 않았다. 그냥 머리로 생각해 보면 평소 눈알을 굴리는 것은 자주 있는 일이라 편하게 할 수 있으리란 생각이 들지만 실제로 해 보면 눈이 생각처럼 움직이지 않는다. 편하게 움직이는 방향이 있는 반면에 조금 어색하게 움직이는 방향으로는 피곤함이 느껴진다. 팔 다리의 근육과는 다르게 신경이 집중된 곳이라 그런지 근육뿐만 아니라 신경 전체가 집중하는 기분이 든다. 통증이 있을 때는 즉각적인 반응이 나타난다. 특히 우측 상단으로 눈을 움직일 때는 근육이 뻣뻣함이 느껴지고 끝까지 보냈을 때는 살짝 통증을 동반했다. 이곳이 그동안 잘 쓰지 않았던 근육이었던 모양이다. 그래서 이곳 근육을 풀어 주기 위해서 다른 곳은 평소대로 하고 이곳은 다른 곳보다 더 자주 운동해 주었다. 시간이 지나면서 그런 불편함은 점점 줄어들었고 통증은 더 이상 발생하지 않았다. 생각해 보면 두 눈이 같은 방향을 나란히 주시해야 하는데 그렇지 않고 비뚤게 바라본다면 분명 눈으로 전달되는 영상정보가 비뚤게 보이게 될 것이다. 좌우 한 방향으로 치우친다거나 또는 상하로 어긋나게 바라볼 수도 있는 것이다. 육안으로는 크게 차이는 나지 않겠지만 눈이 민감하게 작용하는 만큼 영향이 없다고는 할 수 없을 것이다. 눈 근육을 키우면서도 눈이 제대로 바라볼 수 있도록 위치를 정렬하는 것도 눈 운동의 중요한 목적이다. 그래서 두 눈을 함께 움직여 주면서 근육의 불균형을 해소하는 동시에 균형 잡힌 모양이 되도록 해 준다. 좌우, 상하, 대각선, 원형으로 움직이는 것만으로는 조금 식상할 수 있어서 가끔은 조금 복잡한 도형을 따라 움직여 주었다. 먼저 좌우가 대칭이 되는 도형을 그려준다. 삼각형, 마름모, 사각형 등이 좋은 예이다. 종이에 그려진 도형을 따라 한 방향으로 천천히 움직여 주기를 10회에서 20회 정도 실시해 준다. 다음에는 반대 방향으로 똑같이 10회에서 20회를 실시해 주면 된다. 이때도 선명하게 보기 위해서 집중하기보다는 눈을 그려진 모양대로 움직여 주는 것에 집중한다. 시선을 옮기면서 눈은 자연스럽게 깜빡여 준다. 너무 집중한 나머지 눈을 깜빡이는 것을 멈추면 안구가 건조되어 오히려 눈에 부담을 줄 수 있기 때문에 눈은 평소처럼 깜빡이면서 실시한다.

이번에는 약간 변형된 눈 운동이다. 눈앞에 있는 사물이나 그림을 바라본다. 그리고 시선은 고정한 채로 두고 고개를 움직여서 눈의 근육을 자극한다. 말그대로 눈알은 굴러가지만 눈을 움직이는 것이 아니라 고개를 움직이는 것이다. 편안한 자세를 유지하고 시선은 정면을 바라본다. 그리고 시선은 그대로 두고 고개를 좌우, 상하, 대각선, 원형 방향으로 움직여 준다. 마찬가지로 좌우 대칭이 되는 도형을 그려주는 것도 좋다. 이로써 눈 근육뿐만 아니라 눈과 연결된 다양한 근육을 사용함으로써 전반적인 자극을 줄 수 있다. 목도 신경이 많이 집중되어 있는 곳이기 때문에 눈과 함께 자극을 주면서 균형 잡힌 움직임으로 운동해 줄 수 있다.

또 다른 방법으로는 몸통을 이용하는 것이다. 몸을 좌우로 회전시켜 준다. 먼저 시선은 고정한 상태에서 좌우로 회전을 준다. 너무 빠르게 움직이지 않도록 하면서 전방을 주시한다. 좌우로 10회에서 20회 정도 반복해 준다. 그리고 이번에는 시선과 함께 몸통을 움직여 준다. 너무 빠르게 움직이면 어지러울 수 있으므로 될 수 있으면 천천히 주위를 둘러보듯이 시선과 몸통을 함께 좌우로 움직여 준다. 아무것도 없는 곳에서는 별반응 없이 몸이 움직이는 반면에 사물이 많은 곳에서는 사물이 가까운 것도 있고 먼 것도 있기 때문에 눈이 정말 바쁘게 반응을 한다. 자율신경계가 시선이 지나갈 때마다 가깝고 먼 것을 인식하기 위해서 또는 햇살의 양을 조절하기 위해서 상호작용을 하는 것을 느낄 수 있다. 평소에는 신경쓰지 않고 하던 움직임을 신경을 집중하고 하다 보면 금세 지치고 피곤해질 수 있다. 처음에는 무리하지 않는 것도 중요하다. 가볍게 시작해서 점점 횟수를 늘리는 것이 작심삼일로 끝나지 않게 하는 방법이다. 눈 운동을 하면서 시력이 좋아질 것이라는 희망과 함께 눈 운동을 생활화했다. 일종의 스트레칭으로 눈의 근육도 풀어 주고 단련도 하는 과정이 마치 국민체조와 흡사하다는 생각에 국민눈체조라 명명하고 매일 해 주면서 일상생활 속에서도 할 수 있도록 눈의 움직임을 적용해 보았다. 부록에 체계화한 눈 체조를 실어 두었다. 간단하기에 한번 보면 간단히 따라할 수 있을 것이다. 앞으로 내가 그러하였듯이 시력이 가장 나빠지는 성장기에 있는 학생들이 모두 건강한 눈 관리를 위해 국민체조처럼 시행되기를 바란다. 가끔 눈 체조를 하다가 사람들과 눈길이 마주치면 조금 당황스러울 때도 있다. 남들의 시선이 너무 의식되는 곳에서는 짙은 검은색의 선글라스를 착용하여 그러한 시선을 무시할 수 있었다. 길을 건널 때는 횡단보도 앞에서 신호를 기다리면서 지나가는 차들을 바라본다. 양쪽 차선에서 달리는 차들을 번갈아 가면서 왼쪽으로 가는 차가 시야에서 사라지면 기다렸다가 오른쪽으로 가는 차를 시선으로 쫓는다. 그리고 다시 왼쪽으로 가는 차를 반복적으로 바라본다. 처음에는 움직임만을 포착하다가 익숙해지면 지나가는 차량의 종류는 무엇인지 차량에 쓰여진 글씨는 무엇인지를 찾는 마치 게임을 하고 있는 듯한 기분이 든다. 평소 그대로였다면 신호등이 바뀌기만을 빤히 바라보고 있었거나 휴대폰을 보고 있을 시간이 눈 운동 시간으로 바뀐 것이다.

눈 다이어트

눈 운동과 연계하여 눈 근육을 단련하면서 동시에 눈 지방을 태워 주어야 한다. 눈 주변에는 눈을 움직여 주는 근육들이 연결되어 있다. 그리고 그 사이에는 지방층이 존재한다. 지방층에 지방이 쌓이고 부풀어 오르게 되면 눈의 뒤쪽에서 눈을 앞으로 밀어내게 된다. 이 과정에서 눈은 쉽게 충혈되기도 하고 두통을 일으키기도 한다. 게다가 사물이 여러 개로 보이는 복시가 일어나게 하고 심하면 눈이 앞으로 튀어나오게 된다. 육안으로 쉽게 확인하기 어렵지만 눈을 뒤에서 압박함으로써 많은 부작용을 일으키기 때문에 이 지방층을 적절하게 유지해 주어야 한다. 운동이 부족했거나 안경을 오랫동안 착용하여 눈의 움직임이 많이 줄었다면 지방층이 비대할 가능성이 높으므로 비만이거나 안경을 착용하고 있다면 주목할 필요가 있다. 지방은 또한 몸에 해로운 성분을 흡수하기 쉬우므로 뇌와 가까운 위치임을 고려하면 더 많은 주의가 필요하다. 눈 운동은 눈 근육을 풀어 주는 개념이었다고 하면 눈 다이어트는 활발하게 눈을 움직임으로써 뱃살을 빼듯이 눈 근육 주변의 지방을 태워 준다. 가장 좋은 방법은 주기적으로 밖에서 마음껏 뛰어 놀며 야외활동을 즐기는 것이다. 땀을 흘리고 숨이 차오를 정도의 운동을 해 주면 내부 지방을 운동에너지로 전환하게 된다. 이때 몸을 움직이면서 눈은 쉴 새 없이 주변을 파악하고 어디로

가야 할지 부지런히 다방면으로 시각정보를 뇌로 보내 준다. 방금 전 조금은 정적인 눈 운동과는 달리 더 활발한 움직임을 동반한다. 단순하게 앉아서 책을 보며 눈을 움직이는 수준의 운동으로는 부족하므로 몸과 함께 연계하여 운동을 하면서 건강하게 눈의 지방을 소모해 주어야 한다. 나는 바깥에서 운동을 하고 난 후에는 눈 운동을 연계하여 실시했다. 이때 눈 운동은 무엇이 보이는지는 무관하게 움직여 준다. 그래서 눈을 감고 있거나 뜨고 있어도 문제가 될 것이 없다. 될 수 있으면 최대한 눈의 움직임의 반복횟수를 늘리고 눈을 자유롭게 굴려 눈 근육이 지방을 소모할 수 있도록 노력했다. 30년이나 안경을 착용하고 있었으니 경직된 근육 사이로 많은 지방들이 눈을 방해하고 있다는 생각이 들어 더 열심히 할 수 있었는지도 모르겠다. 눈 다이어트를 생각하면서도 무리를 하면 오히려 눈에 해로울 수 있기 때문에 일정시간을 정하여 해 주고 피로가 느껴지면 중단하고 쉬어 주었다.

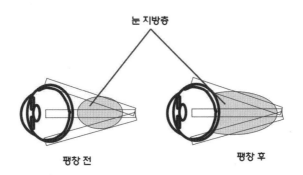

먼 산 바라보기

　좁은 곳에서 시간을 보내다 보면 멀리 볼 수 있는 시간이 아무래도 줄어들게 된다. 그러면 수정체가 먼 곳을 보기 위해서 얇게 펴져야 하는데 가까운 곳을 계속해서 보기 위해서 수정체는 둥근 타원형 상태를 지속하게 되어 멀리 보는 능력이 퇴화할 수 있다. 수정체의 탄성도 줄어들고 섬모체와 진씨대가 원활하게 작용하지 않을 수 있다는 것이다. 생활습관의 무서움이다. 일반 시력 검사표에서 최고 시력은 2.0으로 표기되어 있지만 몽골의 드넓은 평원에서 사는 몽골인들 중에는 시력이 4.0에 이른다는 얘기를 들어 본 적이 있을 것이다. 생활 속에서 평원 멀리까지 보는 것이 일상이 되어 눈이 영상정보를 받아들이는 시력이 남들보다 발달된 것이다. 이와 같이 먼 곳을 바라봄으로써 시력을 개선할 수 있다. 먼 산 바라보기를 하기 위해서는 멀리 볼 수 있는 장소로 먼저 이동을 한다. 녹음이 푸르른 산과 들이 있는 곳이면 금상첨화다. 녹색은 눈이 편하게 받아들이는 색이기 때문이다. 어릴 적 공부를 하던 노트의 표지 뒷면에는 눈이 가장 편한 색이라며 큰 녹색 사각형이 있었던 것을 기억할 것이다. 평소 산책을 좋아하기 때문에 산책을 하면서 오르막을 오르다가 뒤돌아보면 펼쳐지는 풍경을 대상으로 먼 산 바라보기를 주로 실시했다. 언덕이 될 수도 있고 산중턱이 될 수도 있고 높은 건물에 사방이 막힌 곳이 아니라면 어디든지 먼 산 바라보기의 장소가 된다. 탁 트인 장소로 이동했다면 몸과 마음을 편안히 하고 천천히 호흡을 하면서 심신을 안정시킨다. 안경을 착용하고 있다면 안경을 벗은 채로 먼 곳을 그저 바라본다. 멍 때리기라고도 할 수 있다. 시력이 좋지 않다면 당연히 희미하게 보일 뿐이다. 안경을 착용하다가 벗은 사람이라면 더더욱 그럴 것이다. 하지만 부담을 가질 필요는 없다. 눈이 편해지고 피로가 풀리는 중이기 때문이다. 멀리 보는 동안은 가까이에 있는 것에는 신경을 끈다. 최대한 멀리 볼 수 있는 지평선을 찾아 시선을 던지고 가만히 있는다. 동시에 몸에서 일어나는 변화를 조심스럽게 체크해 본다. 힘이 잔뜩 들어가 있던 눈이 긴장을 풀면서 편안해짐을 느낄 수 있다. 한참을 바라보다가 어느 정도 적응이 되었다면 시선을 천천히 움직여 보자. 멀리도 좋고 가까이도 좋다. 너무 가까운 곳은 피하고 보일 듯 말 듯한 곳을 집중적으로 본다. 그리고 그 대상의 외형을 이루는 윤곽선을 따라서 시선을 이동한다. 이때 고개는 고정한 채다. 자연스럽게 보면서도 먼 곳의 대상을 인식하기 위해서 구석구석 시선을 옮기며 바라보자. 고정된 물체도 좋지만 움직이는 물체를 따라 시선을 옮기는 것도 좋다. 처음에는 큰 자동차를 대상으로 열심히 쫓아가자. 가까이에서 본다면 빠른 속도에 정신이 없겠지만 멀리서 바라보면 그 속도는 훨씬 느리게 보이기 때문에 시선으로 쫓는 데 문제가 없다. 그리고 시간이 지남에 따라 좀 편해지면 이번에는 조금 더 작은 걸어가는 사람이나 오토바이, 자전거를 쫓아가자. 단시간에 이뤄지지는 않는다. 꾸준한 단련을 통해서 천천히 이뤄지므로 조급해 하지 말고 실시하자. 이렇게 더 작은 대상을 관찰함으로써 강화된 눈 운동을 할 수 있다. 장소는 꼭 산이나 야외로 나가야 하는 것은 아니다. 아무래도 자주 가는 곳이 좋다. 고층 건물이나 높은 지대에 사는 사람이라면 좀 더 편하게 실시할 수 있을 것이다. 평소 보일 듯 말 듯 했던 곳을 다시 보면서 시력이 좋아졌는지 나빠졌는지 확인할 수 있다면 멋진 측정 장소가 될 것이다. 하는 김에 눈 운동도 함께 해 주는 연계 루틴 은 큰 도움이 된다

눈 마사지

　마사지는 의학에서나 일상 속에서 대중화되어 있는 대표적인 치료방법이다. 근육이 뭉쳤거나 혈액의 순환이 잘되지 않을 때 효과적이다. 예로부터 동양의학에서는 혈이라는 것을 중시했다. 한의학에서 침술이나 뜸을 들일 때 혈을 기반으로 실시하는 만큼 그 역사는 길다고 볼 수 있다. 주요 혈자리를 중심으로 마사지를 하는 경락마사지도 이에 기반을 두고 있다. 눈 마사지도 일종의 경락마사지로 눈의 혈액순환을 도와 기능을 더욱 활성화시켜 준다. 눈 운동을 시작하기 전이나 마치고 나서 눈의 근육들이 잔뜩 긴장할 수 있으므로 근육을 풀어 주는 것도 중요하기 때문에 아주 요긴하다. 눈 주위가 뻐근하다면 눈 주위의 뼈와 안구 사이를 엄지손가락으로 안쪽에서 바깥쪽으로 쓰다듬듯 부드럽게 밀어 준다. 이때 힘은 주지 않고 안구를 자극하지 않도록 하자. 마치 예민한 살을 쓰다듬듯 한다. 너무 세게 하면 연약한 부위라 자극이 클 수 있다. 눈의 윗부분과 아랫부분을 각 10회 반복하자. 그리고 재빨리 손바닥을 10회 정도 따끈해지도록 문지른 후에 손바닥을 눈 위에 올려 보자. 누르지 말고 살짝 덮고서 온기가 전해지는 것을 느끼며 긴장을 풀어 준다.

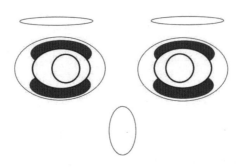

　여유가 있다면 엄지손가락과 검지손가락을 이용하여 눈 주위에 뼈와 만나는 곳을 마사지해 준다. 점으로 눈 주위의 뼈를 그리듯이 실시해 준다. 방법은 경락마사지와 비슷하게 한곳을 먼저 지긋이 누른 후에 시계방향으로 5회에서 10회 정도 반복해 준다. 그리고 반대방향으로도 똑같이 해 주면서 옆으로 이동한다. 민감한 곳이기 때문에 너무 세게 하거나 무리하지 않고 충분히 적당한 힘을 가해 준다.

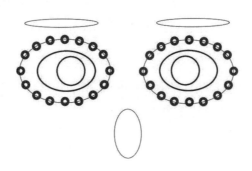

눈에 이물질이 들어가지 않도록 눈 마사지를 하기 전에는 손가락이 청결한지 확인하고 그렇지 않다면 손을 씻은 후에 손이 깨끗한 상태에서 실시한다. 보통 샤워나 세안 후에 눈 마사지를 해 주면 좋다. 눈 마사지를 하면서 피로가 풀리는 것을 알 수 있었고 시력에 긍정적인 영향을 줄 것이라는 확신도 생겼다. 그래서 더 나은 눈 마사지를 하기 위해서는 어떻게 하면 좋을까라는 고민을 하다가 눈 마사지기도 구매하게 되었다. 충전식이라 무선으로 사용할 수 있어서 누워서 눈을 감고 쉴 때 사용하기 좋았다. 무엇보다 온열기능이 있기 때문에 따뜻한 온열 찜질을 할 수 있었다. 너무 피로가 풀렸는지 눈 마사지를 하다가 잠이 들기도 했다. 보통 눈 마사지기는 몇 가지 모드가 있는데 그 모드는 일정 시간이 지나면 자동으로 꺼지기 때문에 눈 마사지를 받다가 잠이 들어도 계속 눈 마사지기가 작동되는 일은 없었다. 사용방법은 간단했다. 먼저 눈과 맞닿는 부분의 청결 상태를 확인하고 이물질이나 유분이 묻어 있으면 이를 닦아내고 착용한 후 버튼을 누르고 편안하게 앉거나 누워있으면 된다. 점점 게을러져서 손으로 하는 마사지보다 눈 마사지기에 몰두하기도 했지만 아무래도 보급형이기 때문에 얼굴 윤곽이 딱 맞지 않기도 하고 무게감이 있어서 조금 불편했다. 게다가 땀이 많이 나는 여름철에는 사용하기가 꺼려져서 잘 보관했다가 다시 시원해지면 착용했다. 피곤할 때 눈 마사지기를 사용하고 낮잠을 자고 나면 정말 개운했다.

그 외에도 눈 마사지에 있어서 혈자리를 빼놓을 수 없다. 눈과 관련된 주요 혈자리는 정명, 승읍, 동자료, 태양, 천주, 견정이 대표적이다.

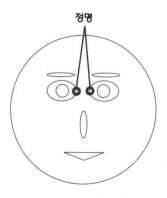

정명 혈자리는 눈 안쪽과 코의 중간 부분에 위치하고 있으며 눈을 밝게 해 준다고 하여 정명이라고 한다. 눈의 피로를 풀어 주고 근시를 완화하며 화를 가라앉히고 열을 내리는 데 좋다. 은연 중에도 눈이 피로하면 엄지와 검지를 이용해 정명혈을 만지작거릴 만큼 눈과 직결된 혈자리다.

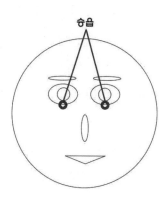

승읍 혈자리는 눈 중앙의 아래쪽에 눈 뼈가 만나는 곳에 위치하고 있으며 눈물을 받는 곳이라 하여 승읍이라고 한다. 눈의 피로를 풀어 주고 특히 안구를 촉촉하게 해 주어 안구 건조증에 효과적이다.

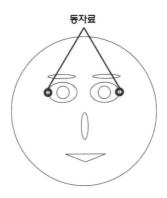

동자료 혈자리는 눈꼬리 끝에서 눈 뼈가 만나는 곳에 위치하고 있으며 눈동자의 엉덩이뼈라고 하여 동자료라고 한다. 눈의 피로를 풀어 주고 색맹에 효과적이며 얼굴을 밝게 해 주어 다크서클이나 눈주름 개선에 좋다.

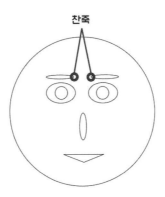

찬죽 혈자리는 눈썹 머리끝에 살짝 움푹 들어간 곳으로 정명 위에 위치하고 있으며 눈썹이 시작되는 곳이기도 하고 눈썹이 많아 눈썹이 모이는 곳이라 하여 찬죽이라고 한다. 눈의 피로를 풀어 주고 안면신경마비에 효과적이다.

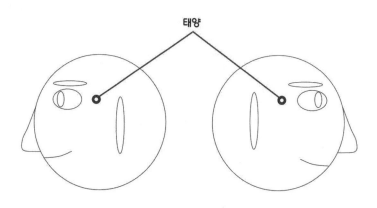

태양 혈자리는 관자놀이가 있는 곳이며 눈꼬리 끝에서 귀쪽으로 움푹들어간 곳으로 동자료 옆에 위치하고 있으며 머리에 쓰는 관자가 맥이 뛸 때 움직인다고 하여 관자놀이라고도 한다. 눈의 피로를 풀어 주고 두통해소에 효과적이다.

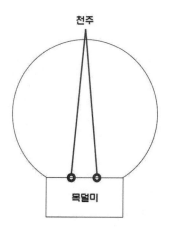

천주 혈자리는 목덜미에 있으며 머리카락이 끝나는 곳으로 중앙을 기준으로 양쪽에 볼록 솟은 근육의 바깥쪽에 위치하고 있으며 기둥처럼 지탱하고 있어 천주라고 한다. 눈의 피로를 풀어 주고 머리의 혈액순환을 촉진시켜 뇌질환에 효과적이다.

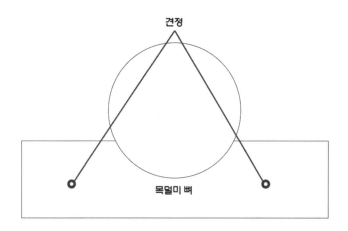

견정 혈자리는 목뼈와 어깨 봉우리를 연결한 선의 중앙에 위치하고 있으며 어깨의 곧은 곳이라 하여 견정이라고 한다. 눈의 피로를 풀어 주고 목과 머리로의 혈액순환을 촉진시켜 목과 머리의 피로를 풀어 주는 데 효과적이다.

주요 혈자리를 기억해 두었다가 눈 운동을 하거나 또는 피로감이 느껴질 때 수시로 혈자리를 찾아 손가락으로 지긋이 누른 후에 시계방향으로 5회에서 10회 돌려 주고 반시계방향으로도 해 주었다. 피로도 풀리지만 시력이 더 좋아지리라는 믿음을 가지고 하다 보니 저절로 하게 되고 피로도 풀리니 일석이조다.

이렇게 눈 마사지를 꾸준히 하면 노안도 예방하고 개선할 수 있다. 노안은 가까운 곳을 제대로 볼 수 있도록 충분히 수정체가 수축되어야 하는데 그러지 못하기 때문에 가까운 곳보다 먼 곳이 잘 보이게 되어 가까운 곳을 보기 위해서 돋보기 안경의 도움을 받아야 하는 불편함을 감수해야 한다. 이러한 불상사를 피하기 위해서 평소에 눈 건강에 관심을 가지고 틈틈이 눈 마사지를 해 주는 현명한 습관을 기르도록 하자. 이미 노안이 왔다면 돋보기 안경의 사용을 줄이고 눈 운동과 마사지를 꾸준히 하여 노안을 개선할 수 있을 것이다.

손발 지압 마사지

손바닥과 발바닥에도 눈과 관련된 지압점이 있다. 손바닥에는 가운데 손가락 끝이 머리에 해당하며 양쪽으로 두 개의 지압점이 있으며 발바닥에는 두 번째와 세 번째 발가락 중앙에 두 개의 지압점이 있다.

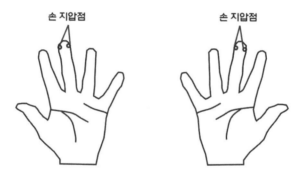

손 지압점　　　　손 지압점

손바닥은 평소 박수를 치거나 손바닥을 문질러 전체적으로 열을 내어 혈액순환을 도와주면서 가운데 손가락은 엄지손톱 끝으로 찌릿할 정도로 손가락을 튕겨 준다. 일상생활에서 아주 간단히 할 수 있기 때문에 생각나면 튕겨 준다.

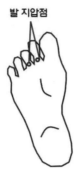

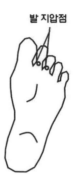

발 지압점

발바닥은 위생적으로 관리가 필요한 부분이기 때문에 청결에 더 신경을 써야 한다. 발바닥 지압 마사지를 하기 위해서 가장 먼저 해야 할 것은 무좀을 잡는 것이다. 무좀은 곰팡이균으로 쉽게 전염되기 때문에 각별히 관리하면서 하는 것이 좋다. 파리채나 막대 같은 것을 이용하여 발바닥을 적당히 두들겨 준다. 박수처럼 전체적으로 열을 내어 주고 무좀이 있다면 손보다는 발바닥 지압기나 스틱 등을 이용하여 밟거나 꾹 누르고 돌려 주면 된다. 무좀이 없다면 엄지손가락 끝으로 지압점을 꾹 누르고 돌려 주며 마사지해 준다.

이렇게 마사지를 하면서 약간의 통증 같은 것을 느끼면서 눈이 촉촉해지며 시원해지는 것을 느낄 수 있을 것이다. 말초신경을 자극하여 신경계통을 활성화시켜 주고 전신에 혈액이 원활하게 순환하도록 도와준다. 위생관리를 위해서 손발을 깨끗이 씻은 후에 실시하는 것이 좋다.

눈 사우나

　손바닥의 온기로 마사지를 하는 것은 지속성이 어렵다. 그래서 흔히 피로를 풀기 위해서 사우나에 가서 증기를 맞으며 땀을 빼기도 하듯이 온수를 이용할 수 있다. 이때 너무 뜨거운 물을 사용하여 다치는 일이 없도록 조심하도록 하자. 냉온수기가 있다면 온수를 사용하면 된다.

　먼저 얼굴을 가볍게 씻어 눈 주변의 이물질을 제거한다. 온수를 컵의 1/4 정도 채운 후에 증기가 올라오는 것과 컵을 손으로 잡아 보면서 먼저 너무 뜨겁지 않은지 확인한다. 너무 뜨거우면 찬물을 섞어 주고 너무 미지근하면 온수를 더 채워 준다. 사우나하기에 적당한 온도라는 것이 확인되면 탁자나 책상에 두 개의 컵을 두 눈의 간격으로 내려놓는다. 그리고 상체를 숙인다. 이때 반드시 눈을 감은 채로 해야 한다. 눈을 뜨고 뜨거운 증기를 맞게 되면 화상을 입을 수 있기 때문에 주의가 필요하다. 두 눈을 컵 입구에 살짝 대고 눈에 수증기를 쐬어 준다. 자세는 최대한 편하게 하고 머리 무게를 두 팔로 지탱해 준다. 그렇게 약 3분 정도 시간이 지나면 눈이 편안해지는 것을 느낄 수 있을 것이다. 물론 눈 주변의 혈액순환이 좋아지며 피로가 풀리는 것은 물론 수증기가 건조했던 안구도 촉촉하게 수분을 공급해 주는 효과가 있다. 일상에서도 눈 사우나를 경험해 보았을 것이다. 커피를 마실 때 커피잔에서 올라오는 수증기를 맞거나 컵라면을 먹기 전에 올라오는 증기에 얼굴을 대고 얼굴피부에도 수분을 보충하면서 말이다. 안구 건조가 있는 사람들에게는 정말 좋은 방법 중 하나다. 눈 사우나가 효과가 얼마나 좋은지 간단히 확인할 수 있다. 눈 사우나를 마치고 바로 초점운동을 하던 장소로 가서 확인을 해 보면 된다. 평소 선명하게 보이지 않던 글자가 좀 더 뚜렷하게 보이는 경험을 하게 될 것이다. 하지만 사우나를 너무 자주 하면 좋지 않듯이 눈 사우나도 너무 자주 하지 말고 적당히 하는 것이 좋다.

눈 찜질

온수를 이용하여 눈 찜질을 할 수 있다. 데운 눈 찜질팩이나 온수로 적신 수건을 이용하는 방법이다. 눈 찜질팩을 데워서 눈 마사지기와 같이 눈에 대고 있으면 된다. 또는 수건을 온수로 충분히 적신 후 적당히 물을 짜낸 후에 누운 채로 수건을 눈 위에 올려 두는 것이다. 눈 사우나보다 좀 더 편하게 즐길 수 있다. 눈 찜질을 할 때는 눈 사우나를 할 때와 마찬가지로 눈을 가볍게 씻어 눈 주위의 이물질을 제거하고 눈 찜질팩을 착용하면 되는데 수건의 경우에는 수건의 위생상태에 신경을 쓰자. 기껏 눈 찜질을 하는데 더러운 수건을 사용하게 되면 오히려 악영향을 줄 수 있다. 그 외에도 시중에 온수를 이용하여 눈을 찜질하는 제품이 많이 나와 있어서 이를 활용하는 것도 가능하다. 여름에는 날씨가 더운 관계로 온찜질이 아닌 냉찜질을 통해서 눈 찜질을 해 줄 수 있다. 열기운이 많을 때에는 눈 냉찜질도 되고 더위도 피할 수 있다.

눈 초점운동

우리가 잘 보고 못 보고는 뇌의 역할도 있지만 눈의 역할이 대단히 중요하다. 정확한 정보를 뇌로 전달을 해야 하는데 그렇지 못하기 때문에 눈앞의 모습들이 제대로 보이지 않는다. 간단하게 빛이 전달되는 순서는 다음과 같다. 각막, 홍채, 수정체, 망막, 시신경 순으로 흘러간다. 단 하나라도 손상이 있으면 눈으로 물체를 인식하는 데 어려움을 겪게 된다. 여기서 근시와 원시를 결정하는 것이 수정체라고 할 수 있다. 수정체는 물체의 멀고 가까움에 따라 수축과 이완을 반복하게 되는데 이러한 움직임이 원활하지 못해서 상이 제대로 맺히지 못하게 된다. 근시의 경우 수정체가 충분히 이완되지 못하고 두꺼운 볼록렌즈와 같이 수축되어 상이 망막이 아니라 조금 앞에 맺히게 됨으로써 흐려진 모습을 보게 된다. 원시는 반대로 수정체가 충분히 수축되지 못해 얇은 볼록렌즈와 같이 수축되어 상이 망막의 조금 뒤에 맺히게 되는 현상이다.

근시의 경우 망막보다 앞에 맺히는 상을 뒤로 이동시키기 위해서 오목렌즈와 같은 안경렌즈를 사용하게 된다. 눈앞에서 자연 그대로의 빛을 분산시켜 넓게 퍼진 빛을 눈으로 보내 주어 상이 조금 뒤로 이동해 망막에 맺히며 잘 보이게 된다. 원시의 경우 반대로 볼록렌즈와 같은 안경렌즈를 사용하여 모아진 빛을 눈으로 보내주어 상이 조금 앞으로 이동해 망막에 맺히게 한다.

안경을 착용하게 되면 이처럼 수정체의 운동에 제약을 줄 수밖에 없다. 안경을 착용한 상태에서 자연의 빛이 아니라 안경렌즈를 통해서 분산 또는 압축된 빛을 인식하게 되고 이에 적응하게 되면 수정체의 운동은 더욱 약화되고 안경 도수가 높아지면 높아질수록 상황은 더 악화되는 것이다. 이렇듯 수정체의 운동이 매우 중요한데 제대로 운동하지 않아서 흐리게 보이는 경우가 많다. 수정체가 제대로 자연 그대로의 빛을 망막으로 보낼 수 있으려면 수정체가 운동을 원활하게 하여 필요한 만큼 수축과 이완을 해야 한다. 이를 돕기 위해서 눈 초점운동을 해 준다.

먼저 밝은 장소에 가서 다양한 크기의 문자나 모양 등이 적힌 종이를 준비한다. 시력 검사표를 출력해서 벽에 붙이고 봐도 된다. 다양한 글자를 크기별로 출력하거나 프린트용지나 포스트잇 등에 손글씨를 써서 이용해도 좋다. 그것이 무엇이든 읽을 수 있는 것이라면 된다. 그리고 거리를 두고 보는 연습을 한다. 너무 작은 글씨는 먼 거리에서 보기 힘들기 때문에 될 수 있으면 가까운 곳에서는 쉽게 인식할 수 있는 사이즈로 준비한다. 아마도 처음 시작은 방이나 거실 같은 실내에서 시작하게 된다. 휴식 시간이나 자주 시선을 두는 곳에 종이를 붙여 둔다. 잘 보이는 일정한 거리에서 조금씩 거리를 벌려 희미하게 보이도록 한다. 너무 잘 보이면 더 작은 글씨를 준비하고 너무 안 보이면 조금 큰 글씨를 준비한다. 종이의 글자는 바르게 쓰여 있지 않아도 된다. 거꾸로 쓰기도 하고 옆으로 눕거나 비스듬히 누운 글씨를 써도 된다. 마치 글자가 날아다니는 것처럼 자유로운 방향으로 써서 다양함을 더해 준다. 가끔은 마치 게임을 하듯이 눈으로 조준하고 총을 쏘듯이 글자를 하나하나를 맞춰 가며 읽어도 본다. 이를 통해서 뇌가 인지하는 능력을 자극해 준다. 시간이 날 때마다 잘 보일 때까지 보려고 노력하는 것이다. 정말 보이지 않던 것도 하루 종일 쳐다보고 있으면 보이게 되는 경우가 있다. 먼저 문자나 모양의 파악을 시작으로 구석구석 각이 진 모양 등을 꼼꼼히 인식하기 위해서 노력한다. 처음에는 잘 보이지 않지만 안경 벗기와 꾸준한 눈 초점운동을 통해서 서서히 잘 보이는 경험을 하게 될 것이다. 나중에는 시력의 개선 여부의 척도로도 활용할 수 있다. 색에 따라 선명도가 차이가 난다. 검은색은 잘 보이는데 붉은색은 조금 더 퍼져 보인다거나 흐릿하게 보이는 경우도 있으니 글자의 색상에도 변화를 주는 것도 식상함을 줄이는 좋은 방법이다. 그래도 느낌이 오지 않는다면 한 팔을 앞으로 최대한 뻗어 눈앞에 손가락을 바라보자. 그리고 먼 곳을 바라보면 손가락은 흐리게 보이게 되고 먼 곳이 보이게 될 것이다. 이때 현상을 잘 관찰해 보자. 손가락을 벗어난 시선은 먼 곳을 바라보기 위해서 초점이 손가락에서 시선을 따라 먼 곳으로 움직이는 것을 느낄 수 있을 것이다. 이와 같은 원리를 이용해서 먼 곳과 가끼운 곳을 번갈아 가며 보는 것도 도움이 된다. 이때 너무 빠르게 시선을 움직이지 말고 가까운 곳의 초점이 먼 곳으로 초점이 충분히 이동할 수 있도록 여유를 가지고 천천히 시선을 움직이며 바라보는 것이 좋다. 너무 빠르면 초점 이동이 제대로 되지 않을 수 있기 때문이다. 카메라의 초점이 맞지 않아 초점을 맞추면 흐렸던 것이 점점 초점에 따라 선명하게 보이는 것을 알 수 있다. 눈의 움직임도 이와 같다고 볼 수 있다. 충분히 초점이 맞을 수 있도록 여유를 주는 것이다. 초점을 맞추는 것이 한계가 있겠지만 그 한계 때문에 글씨를 제대로 못 읽거나 사물을 인식하기가 힘든 것이다. 그 한계를 돌파하여 눈이 초점을 맞추게 되면 시력 개선이 되었다고 볼 수 있을 것이다.

그리고 뇌의 인식수준을 높여 준다. 경험상 외국어를 공부할 때 느끼게 되는 것이 있다. 처음 영어 원문을 접했을 때 분명 아는 단어이고 문장이지만 초기에는 쉽게 눈에 들어오지 않는다. 글자 모양도 한글과 다르고 필체도 영향을 줄 수 있다. 하지만 자주 접하고 영문에 익숙해지기 시작하면 처음에 느꼈던 어색함은 사라지고 문장이 눈에 들어오는 것을 체험하게 된다. 영상정보를 전달해 주는 눈도 익숙해졌지만 뇌도 그 정보를 분석하는 수준에 올라온 것이다. 이처럼 눈과 뇌가 함께 시력 개선을 위해서 개발이 되어야 한다.

익숙해지면 생활 속에서 초점운동을 한다. 안경을 벗고 길거리를 걸어본다. 아무래도 먼저 상점 앞에 걸린 간판들이 눈에 들어올 것이다. 수많은 상호들이 있지만 크기는 다양하다. 자주 걷던 거리를 걷다 보면 멀리서는 보이지 않던 간판이 점점 거리가 좁아지면서 보이기 시작하기도 한다. 눈이 많이 나쁘다면 글자는 전혀 보이지 않을지도 모른다. 그럼에도 불구하고 시선은 간판을 읽기 위해서 부지런히 바라본다. 눈과 자율신경계가 분주하게 신호를 주고받으며 초점을 맞춰 가고 있음을 상상하면서 집중한다. 신호를 기다리면서도 반대편의 신호등만 바라볼 것이 아니라 간판들을 계속 살펴본다. 물론 안전이 최우선이므로 안전에 유의해야 한다. 주위의 교통과 사람, 물건들에 신경을 쓰면서 거리에 따라 보려고 노력하다 보면 어느 순간 보이지 않던 거리에서도 보이기 시작한다. 이때 고개만 움직여서 보는 것이 아니라 눈을 움직여서 보려는 노력도 멈추지 말아야 한다. 눈 운동의 연속이 될 수 있도록 말이다. 자주 가는 곳에서는 기준을 만들어 놓고 지나갈 때마다 체크를 해 준다. 보이지 않던 것이 보이게 되면 시력이 개선되고 있다는 아주 좋은 징조다.

시력차가 심한 짝눈

어릴 때부터 시력의 차이가 컸다. 한참 성장기에 있었을 무렵 안경을 끼지 않고 보는 데 전혀 문제가 없었지만 초등학교 시력 검사 때 시력이 거의 0.5 차이가 났다. 시간이 지남에 따라 그 차이가 커져 1.0까지 날 때도 있었는데 결국 양쪽 시력이 모두 나빠졌다. 점점 시력차는 줄어들게 되었지만 안경을 착용해야 할 지경에 이르렀다. 당시 시력이 나빠지는 것을 걱정하면서도 어린 나이에 어떻게 해야 할지 전혀 알 수 없었다. 시력 차이가 크게 나면 부동시라고 한다. 한쪽은 잘 보이는데 반대편은 그렇지 않은 경우를 말하는데 흔히 짝눈이라고 일컫는다. 원인은 선천적인 원인과 후천적인 원인이 될 수 있는데 눈의 모양이 서로 다른 것에 기인하는 경우가 크다. 우리 몸은 양쪽이 모두 대칭이 아니고 살짝 다른 모양을 하고 있지만 눈은 조금만 달라도 굴절 현상에 영향을 주어 쉽게 영향을 받게 된다. 그런 이유에서였는지는 모르겠지만 시력은 안경을 착용하게 되어도 부동시는 여전했다. 사실 두 눈을 자세히 비교해 보았더니 크기도 다르다. 왼쪽 눈이 조금 크고 오른쪽 눈이 조금 작다. 눈 마사지를 하면서 만지던 눈 주변의 뼈가 오른쪽이 조금 작다는 것을 알게 되었다. 게다가 오른쪽 눈꺼풀이 아래로 처진 채로 늘어져 있어서 외면적으로도 짝눈인 상태였다. 안경을 맞출 때도 한쪽 안경렌즈의 도수가 높아지고 한쪽은 낮은 상태를 유지했다. 가끔 안경을 뒤집어 도수가 높은 렌즈를 시력이 좋은 눈에 대보기도 했는데 크게 차이를 느끼지 못했다. 단지 조금 더 잘 보이고 안 보이고 하는 차이였는데 시간이 지나고 성인이 되어서는 둘 다 시력이 나빠져서 거의 비슷한 시력이 되는 바람에 부동시는 사라졌다. 부동시라는 것이 양쪽 눈의 시력이 차이가 큰 것을 말하는 증상인데 둘 다 나빠져서 같은 시력이 되어 버렸으니 부동시 또한 사라진 것이다. 왼쪽 시력이 좋았던 반면 시력이 급격하게 나빠졌고 오른쪽 시력은 나빴지만 시력은 천천히 나빠졌다. 이것은 단순하게 의약용어에 불과하지만 부동시가 없어진 것은 아니다. 시력은 똑같다고 하지만 실질적으로 본인이 느끼는 시력 차이는 존재했다. 양쪽 눈이 보이는 정도를 비교해 보면 쉽게 알 수 있는데 짝눈인 상태가 지속되고 있는 것이다. 시력 검사에서는 동일한 시력을 보이지만 실제로는 여전히 오른쪽 눈이 왼쪽 눈보다 희미하게 보였다. 시력이 회복되면서도 마찬가지로 원래 시력이 좋았던 눈이 더 빨리 시력을 회복했고 나쁜 시력의 눈은 회복이 더디고 좋은 쪽의 결과를 따라가지 못했다. 시력은 좋아지면서도 다시 부동시가 된 것이다. 예전 수준으로 회복하지는 못했기 때문에 심각한 짝눈은 아니지만 한쪽 눈을 감고 확인해 보면 보이는 정도의 차이를 알 수 있다. 안구 위치의 차이가 있어서 방향과 위치가 조금 달리 보이기도 하지만 안 좋은 쪽으로 보면 훨씬 형상이 퍼지고 희미하다. 가까운 것은 그래도 덜 하지만 멀리 있는 것을 보면 확연하게 차이가 난다. 시력이 그나마 나은 왼쪽보다 오른쪽 눈의 수정체가 충분히 퍼지지 못하고 수축되어 있는 상태가 더 심하게 지속되고 있다는 것을 의미하기도 한다.

한쪽 눈 가리기 운동

　짝눈이 심하다고 그저 지켜만 보며 가슴 아팠다. 짝눈으로 그치지 않고 양쪽 모두 시력이 나빠지는 상황에서 걱정은 되지만 어떻게 대처해야 하는지 몰랐다. 하지만 이번에는 다르게 접근을 했다. 양쪽 눈의 상태를 확인해 보면 분명 주안인 오른쪽 눈의 시력이 현저히 떨어진다. 주안이란 양쪽 눈 중에도 주로 사용하는 눈으로 사격을 하기 위해 한쪽 눈을 감을 때 감지 않고 목표물을 조준하는 눈이 주안이다. 보통 오른손잡이는 오른쪽 눈이 주안이고 왼손잡이는 왼쪽 눈이 주안이라 하며 우세안이라고도 한다. 또 다르게 알아보는 방법은 양손을 모아 정면에서 삼각형을 만들어 준다. 보이는 삼각형 내에 어느 정도 거리가 있는 물체가 보이도록 조준한다. 그리고 한쪽 눈을 번갈아 가며 감아 보는 것이다. 이때 잘 보이는 눈이 주안이고 그렇지 않고 물체가 사라지거나 움직임을 크게 보이는 눈은 주안이 아니다. 이렇게 주안을 확인했다면 시력을 확인해 본다. 주안인 오른쪽 눈이 잘 안 보였기 때문에 먼저 오른쪽 눈을 가리고 눈 운동과 초점운동을 해 준다. 다음에는 주안이 아닌 반대편 눈을 가리고 동일하게 눈 운동과 초점운동을 해 준다. 눈을 가린다고 하여 눈을 무조건 감는 것은 아니다. 자연스럽게 두 눈은 뜬 상태에서 실시해 준다. 한쪽 눈이 어둡게 보여서 답답한 느낌이 들기는 하지만 보이지 않는 눈 대신 반대편 눈이 앞을 보기 위해서 부단히 노력한다. 두 눈이 번갈아 가면서 서로의 역할을 조금 더 분배하도록 하는 것이다. 우리는 숨을 쉴 때도 양쪽 콧구멍으로 항상 숨을 쉬는 것은 아니다. 때때로 한쪽 콧구멍이 숨을 쉬는 동안 반대편 콧구멍은 숨을 쉬지 않고 번갈아 가며 역할을 하기도 하듯 눈도 개별적으로 훈련을 시켜 서로 보완하는 기능을 높여 준다. 이렇게 한쪽 눈만을 번갈아 가며 보게 하여 주안으로만 치우쳐서 바라보는 것을 줄여 주고 주안을 가린 동안은 주안이 잠시 쉴 수 있는 시간을 부여해 준다. 이때 한쪽 눈을 가리는 방법은 여러 가지가 있겠지만 최대한 본인에게 편한 방법을 선택한다. 손으로 가리는 것은 바로 실시하기에는 좋지만 손을 들고 있어야 해서 너무 불편했다. 그래서 시력 검사를 할 때 사용하는 숟가락 같은 것을 이용했다. 가볍게 들고 있을 수 있고 몸에 부담이 되지 않았다. 더 많은 시간을 할애하고 싶을 때는 안대를 착용했다. 안대를 착용한 상태에서는 두 손을 자유롭게 쓸 수 있기 때문에 일상생활을 하면서 한쪽 눈 가리기 운동을 할 수 있었다.

밤이면 흐려지는 시야

낮에는 그래도 시야가 어느 정도 확보가 된 상태이지만 밤이 되어 어둠이 내려오면 시야는 더 흐려진다. 분명 밝기가 줄어들어서 시야가 어두워지는 것은 당연한 일이지만 심리적인 영향인지 낮보다 더 안 보인다는 이유로 불안해진다. 밝은 조명으로 밝혀진 간판은 오히려 낮보다 더 잘 보이기도 하지만 멀리 떨어지게 되면 그 불빛은 사방으로 퍼진다. 그리고 분신술을 쓴 것처럼 여러 개로 보이기 시작한다. 가로등을 바라보면 어둠 속에 한 개의 가로등이 불빛을 밝히고 있어야 하는데 여섯 개 정도의 가로등 불이 흩어져서 보인다. 눈에 힘을 주고 얇게 뜬 눈으로 바라보면 그나마 분신술의 허상들이 점점 중앙으로 모여드는 형상을 보인다. 근시이기 때문에 망막에 빛이 정확하게 맺히지 못하고 망막 앞에서 상이 맺히는 바람에 다시 빛이 흩어지는 과정에서 망막에 상이 맺히게 되는 현상이라 추측한다. 앞에서 주시와 야시에 대해 알아보았듯이 안경을 착용하는 사람의 야시는 더욱 나쁘다. 게다가 수정체 운동도 원활하지 않기 때문에 초점을 맞추는 데 어려움을 겪는다. 안경을 오랫동안 착용한 사람이 시력교정수술을 받고 난 뒤에 야시가 좋지 않고 빛 번짐이 심한 이유를 여기서 찾을 수 있다. 안경을 오랫동안 착용하면서 자연광이 아니라 안경렌즈에 의해 확산되고 어두워진 빛에 적응하면서 낮보다 밤에 더 안 보이는 것이다. 그리고 빛의 광원이 여러 개로 흩어져서 보이는 빛 번짐의 경우는 야시에 대한 시력교정이 제대로 되지 않아 초점이 맞지 않는 것이라고 할 수 있다.

다행인 것은 여러 개의 가로등불이 중구난방으로 흩어지는 것이 아니라 대칭의 모양을 하고 있어서 다른 기능에는 이상이 없는 것으로 추정한다. 일종의 빛 번짐 현상처럼 보인다. 멀리 있는 간판을 볼 때는 또 다른 현상을 보인다. 허상이 위로 더 진하게 보인다. 한쪽만 그런 것이 아니라 눈을 번갈아 감고 확인해 보면 양쪽 모두 동일하다. 역시 시력이 떨어지는 오른쪽 눈에서 허상이 더 위로 퍼져 있다.

보통 물체가 두 개로 보이는 경우를 복시라고 한다. 한쪽 눈에서 발생하면 단안 복시라고 하고 눈의 정렬이 잘못되어 생기는 복시라면 양안 복시라고 한다. 단안 복시의 원인으로는 각막손상, 난시, 수정체 탈구, 백내장, 원추각막, 익상편 등이 있으며 양안 복시는 눈 근육 또는 신경 등에 의해 눈의 초점이 달라져 발생한다. 나의 경우는 양쪽 모두가 단안 복시와 비슷한 증상을 겪고 있지만 흩어져 보이던 거리와 선명도가 점점 좋아지고 있으므로 경과를 더 지켜볼 필요가 있다.

그나마 빛이라도 있으면 홍채가 최대한 열리면서 빛을 흡수하겠지만 정말 암흑 그 자체 속으로 들어가게 되면 아무것도 보이지 않게 된다. 빛이 없으니 보이지 않는 것은 당연한 것인데 한 가지 체험한 것은 눈에서 통증이 느껴졌다. 하나도 보이지 않는 곳에서 허우적거리다가 마치 어둠 속에서 번갯불이 지나가듯이 반짝이기도 하는 것 같기도 하고 엉뚱한 허상이 보이기도 했다. 어두운 상태에서 오랫동안 눈을 뜨고 있으면 동공이 확대되고 눈의 피로도가 높아지며 수정체에도 영향을 주어 시력이 떨어지고 안압이 높아져 눈에 해롭다. 단순한 호기심과 돌발상황에서 있었던 체험을 했을 뿐 어두운 곳에서 활동하는 것은 눈 건강에 좋지 않으므로 자제하고 항상 주위는 밝게 하고 생활하는 것이 좋다.

자는 동안에도 활동하는 눈

　어두운 곳에서 보려는 행위를 할 때는 눈을 크게 뜨고 빛을 수용하기 위해서 온몸으로 노력하지만 눈을 감았을 때는 예외다. 눈에 통증이 오거나 이상한 빛이 보이기보다는 차분해지고 시간이 지나면 잠이 온다. 눈이 전체적으로 휴식에 들어간다. 그렇다고 눈의 움직임이 완전히 멈추는 것은 아니다. 자율신경계는 움직임을 멈추는 것 같지만 의외로 눈 근육이 활성화된다. 특히 수면 중에 일어나는 현상으로 렘수면 상태에 접어들게 되면 안구가 쉴 새 없이 움직인다. 눈 속은 볼 수 없지만 눈꺼풀이 들쑥날쑥하는 것을 보고 알 수 있다. 여기서 착안한 것이 눈에 이물질을 최대한 제거하는 것이다. 말이 거창하지 씻고 잔다는 의미다. 체질상 노폐물이 많이 나오는 지성피부를 가지고 있어서 유분이 과다하게 나올 때는 눈에 들어가는 일이 종종 일어나서 따가운 눈을 감고 세수를 하러 달려간다. 얼마나 따가운지 그만큼 눈에 자극 또한 클 것이라는 생각에 눈 주변의 유분을 제거하는 데 주의를 했다. 그리고 무의식 속에서 이렇게 안구가 움직이고 있는데 혹여나 이물질이 들어가게 되면 자연적으로 눈물에 섞여 나오거나 눈곱이 되어 눈 밖으로 배출되겠지만 그 과정에서 각막에 손상을 줄 수 있는 여지가 생긴다는 생각에 조심할 필요성을 느꼈다. 그리고 청결을 유지해서 나쁠 것도 없기 때문에 평소에도 얼굴에 유분이 많이 생겼다 싶으면 세수를 하면서 눈 주위를 중심으로 씻어 준다. 특히 미세먼지가 심한 날이나 땀 흘리는 운동을 한 후에 눈 주변의 땀과 유분에 들러붙은 먼지와 이물질은 피부에도 좋지 않고 눈에 들어갈 확률이 높은 만큼 각별히 신경을 썼다.

충분한 수면

활동 중에는 눈을 끊임없이 사용하기 때문에 피로를 느끼게 된다. 사실 신체부위 중에 피로를 가장 먼저 느끼는 부위가 눈이기도 하다. 그래서 밤에는 충분히 휴식을 취해야 다음 날 다시 열심히 활동할 수 있는데 피로가 누적되면 될수록 눈 건강은 악화될 수 있다. 평균 수면시간을 유지해줘야 렘수면에 빠져들 수 있고 그에 따른 피로회복이 이뤄지게 된다. 자유로운 생활이 보장되면서 가장 충실하게 지켰던 것은 눈 운동과 수면이다. 운동도 중요하지만 자는 것은 삶의 상당한 부분을 차지하는 만큼 중요하다는 판단을 했고 눈의 소모를 줄이는 것은 수면과 비례한다는 생각에 충분한 잠을 자기 위해 노력했다. 충분한 수면시간도 중요하지만 양질의 수면을 취하는 것도 병행되어야 한다. 눈만 감는다고 잠이 들면 좋겠지만 그렇지 않은 경우가 비일비재하다. 양질의 수면을 방해하는 대표적인 증상이 불면증, 무호흡증 또는 눈을 뜨고 자는 습관 등이 있다. 이런 문제들을 해결하기 위해서는 규칙적인 생활을 하는 것이 가장 중요하다. 자기 전에 하는 행동 중에 잠을 방해하는 행위를 줄이는 것이 그 시작이라고 할 수 있다. 불규칙적인 생활패턴이나 잠자기 전에 정신이 들게 하는 카페인 섭취 등으로 수면이 달아나게 되면 건강에는 물론 일상생활에 지장이 생길 수 있다. 불면증과 수면부족은 삶을 위협하는 요소이므로 집중적인 케어를 해야 한다. 간단한 운동으로 적당한 피로감을 주면서 적당한 식사량으로 잠자는 동안 허기가 느껴지거나 위산이 너무 많이 분비되지 않도록 해준다. 가끔 이유 없는 불면증이 생길 때는 운동을 열심히 해서 육체피로를 증가시켜 주고 잠자리 루틴을 일찍부터 시작하는 것이 도움이 많이 되었다. 베개의 적당한 높이를 만들어 주는 등 적절한 잠자리를 마련하고 주위를 어둡게 하여 잠이 오도록 유도하면서 눈을 감는다. 위산과다로 역류성 식도염 등으로 고생을 많이 했는데 베개를 포함해서 상체를 약간 높여 주었더니 약을 먹지 않고도 위산이 역류하지 않고 차차 회복되었다. 처음에는 속이 답답하고 목이 타는 것 같으면서도 가슴 명치 부분을 쥐어짜는 듯한 통증에 자주 잠을 깼다. 건조해서 목이 말랐을 것이란 생각에 물을 자주 마시는 바람에 중간에 잠을 깨 화장실을 다녀와야 해서 숙면을 방해하는 악순환이 반복됐다. 하지만 베개 등의 높이조절만으로도 이런 효과를 볼 수 있다는 것에서 잠자리가 수면에 주는 영향이 크다는 것을 세심히 고려해야 한다. 그리고 잠자는 동안 코나 입이 건조하게 말라도 잠에서 깨기 때문에 방의 습도 조절도 중요하다. 목이 마를 것을 대비하여 물을 잠자리 근처에 두어 물을 마시고 바로 다시 잠이 들 수 있도록 준비해 둔다. 눈을 뜨고 자는 습관이 있다면 수면안대를 준비하고 소음이 많은 곳이라면 귀마개를 착용하여 잠을 중간에 깨게 할 요소들에 대해 사전에 조치를 취하고 잠을 청하는 것도 요령이다. 숙면을 취하게 되면 일어나는 렘수면을 통해서 몸의 피로를 풀기도 하고 안구가 스스로 움직이면서 각막의 표면을 청결하게 하고 수분을 보충하며 영양을 공급해 주도록 하여 눈이 최상의 컨디션이 될 수 있도록 노력하자. 눈 건강을 유지하는 것이 시력 회복을 위한 첫걸음이기도 하기 때문에 시작을 잘해야 한다.

거울과 친해지기

체질상 유분이 많아서 유분이 눈에 들어가 따가울 때도 있지만 또 하나의 특징은 눈에 무언가 쉽게 들어간다. 그래서 눈이 따가워 곤욕을 겪는 것이 하루 이틀이 아니었다. 게다가 눈에 이물감이 자주 느껴져 눈을 비비거나 속눈썹을 뽑는 습관이 생기기도 했다. 하지만 눈 건강에 있어서 눈 비비기는 적과 같다. 그래서 눈 비비기는 피해야 할 행동 중에도 상위권에 속한다. 각막에 손상을 줄 수 있기 때문이다. 각막이 치유를 하는 것도 한계가 있고 미세한 흠집 정도는 회복하겠지만 크기가 커진다면 영구적인 시력손상을 야기할 수 있고 난시의 원인이 된다. 눈 비비기를 피하기 위해서 우선 해야 하는 일은 거울로 눈에 무슨 이상이 생겼는지 수시로 확인하는 것이다. 눈에 이물질이 들어갈 여지가 있는 먼지가 눈썹에 붙어 있다면 떼어 준다. 물론 손이 청결한 상태에서 하는 것이 좋다. 눈에 무언가 잘 들어가는 체질 중에 속눈썹이 쉽게 눈에 들어가는 편이기도 하다. 눈이 가렵거나 이물감이 느껴지면 거울을 확인하게 되는데 눈썹이 눈꺼풀에 걸려서 눈을 뜰 때마다 눈을 긁어 대는 것이다. 또는 눈 안에 이미 들어가서 여기저기 돌아다닐 때도 있는데 이때는 손으로 떼어 내기가 여간 어려운 것이 아니다. 그렇다고 눈물로 씻으면서 저절로 어딘가로 배출되기를 기다리는 것도 한계가 있다. 게다가 얇은 속눈썹의 경우에는 눈에 잘 보이지 않고 햇살이나 불빛에 비추었을 때나 보이는 것도 있어서 정말 까다롭다. 피부과에 확인해 본 결과 탈모라는 것이다. 머리카락만 탈모로 빠지는 것이 아니라 눈썹도 탈모로 많이 빠지는 체질로 보인다는 것이다. 안 그래도 탈모로 고통받고 있는데 눈썹마저 탈모라고 하니 속이 쓰렸다. 먼지도 먼지지만 눈썹마저 자주 들어가니 환장할 노릇이었다. 그나마 속눈썹이 눈을 찌르는 안검내반이 아닌 것에 그나마 안도해야 했다. 체질이 그래서 피할 길은 없고 해야 할 일을 해야 했다. 항상 거울을 근처에 두고 눈이 따갑다면 눈을 비비기보다 거울을 먼저 찾았다. 눈에 이상이 있는지 없는지 확인하고 아무것도 없다면 먼지 같은 이물이 들어간 것으로 추정하고 눈을 흐르는 물에 씻어 준다. 눈썹이 걸려 있다면 손끝으로 조심스럽게 빼 주고 눈 안에 들어간 상태라면 면봉을 추가로 준비한다. 손으로 안구를 만지는 것은 손에 오염된 세균이 들어갈 염려가 있기 때문이다. 유럽에서 자전거 여행을 하는 동안 눈을 혹사한 것도 있었지만 제대로 씻지 못하는 날도 많았다. 또는 개울가에서 대충 씻거나 더러운 손으로 눈을 만지는 경우가 많았다. 어느 순간 눈에 통증이 있고 심할 때는 두통으로 이어지는 듯한 아픔을 느꼈다. 한국에 돌아와서 거울을 보는데 눈에 평소 보지 못했던 빨간 핏줄이 서 있는 것을 발견했다. 약국에서 안약을 사서 넣어 주었지만 증상과 통증이 꽤 오래 지속되었다. 차도가 생기면서 핏줄은 가라앉았지만 여전히 눈의 흰자위에 자리잡고 있다. 이 모세혈관을 신생혈관이라고 부른다. 눈이 오염되거나 질병으로 인해서 산소공급이 부족하여 산소를 원활하게 보내기 위해서 눈에 모세혈관이 새로 생기는 증상이다. 콘택트렌즈를 오랫동안 끼는 사람에게도 이런 증상이 일어날 수 있는데 말이 산소를 추가로 보내주기 위해서 모세혈관이 생긴다고 하지만 과도하게 생기면 통증과 함께 실명까지 할 수 있는 아주 위험한 증상이다. 안구 건조로 인해서 산소의 공급에 차질이 생겨도 생길 가능성이 있으므로 눈은 항상 건조하지 않도록 해 주어야 하며 안구 건조증이 있다면 주의해야 한다. 눈은 투명하여 빛을 원활하게 받아들여야 하는 기관인데 모세혈관이 빛의 경로를 막아 버리면 빛이 원활하게 투과하지 못해 시야가 흐려지게 할 수 있다. 성장하면서 자외선에 의해서 모세혈관의 양이 조절된다고 하는데 눈에 산소를 공급하기 위해서 만들어진 신생혈관으로 인해서 모세혈관이 추가로 생길 수 있으므로 주의해야 한다. 신생혈관으로 인해 아픔을 겪고 나서 더욱 눈의 상태에 신경을 쓰게 되었다. 눈에 들어간 이물질은 물론 눈 흰자위에 핏발이 서거나 혹시나 신생혈관이 생길 조짐이 있는지 수시로 체크했다. 그래서 눈에 들어간 눈썹이나 이물질은 면봉을 이용해서 제거한다. 무턱대고 제거하려고 하다 보면 각막에 상처를 줄 수 있으므로 조심스럽게 진행한다. 이물질은 안약이나 인공눈물을 이용해서 씻어내거나 흘러내리면서 눈언저리에 걸리게 되면 안약이나 인공눈물을 흡수하면서 함께 걷어 낸다. 눈썹도 마찬가지로 하면 되는데 최대한 검은자위에서 벗어나도록 하는 것이 좋다. 검은자위는 시력에 관여되는 부분이고 통증을 느끼기에 검은자위에서 멀어지게 한 후 빼는 것이 덜 아프게 빼는 방법이다. 그런데 눈썹이 먼지를 걸러내기 위해서 만들어진 것이라 그런지 눈에 달라붙으면 좀처럼 빠져나오지 않는다. 눈을 깜빡이다 보면 그리고 눈을 감은 상태에서 눈동자를 눈꼬리 쪽으로 움직이다 보면 눈썹이 저절로 눈머리 쪽으로 이동하는 것을 볼 수 있는데 눈머리에 걸리면 눈곱을 떼듯이 쓰윽 닦아 내면 된다. 가장 좋은 것은 눈썹이 눈에 들어가기 전에 거울로 발견해 손끝으로 떼어내는 것이다. 간혹 눈에 머리카락이나 콧수염이 나올 때가 있으니 주의하자. 눈, 코 그리고 입은 연결되어 있어서 입이나 코로 들어간 머리카락이나 코털이 눈으로 나오는 경우가 있다. 마스크를 착용하고 다니는 사람일수록 확률은 더 높아질 것이다. 처음에는 머리카락이나 코털 끝이 보여서 자칫 눈썹일 거라는 생각에 계속 일반적인 방법으로 끄집어 내리려고 하면 좀처럼 빠지지 않는다. 눈으로 나온 부분이 빙산의 일각이기 때문에 눈알을 굴려도 움직이지 않는다. 이때는 당황하지 말고 긴 속눈썹을 뺀다는 생각으로 조금씩 끝을 밖으로 나오게 하여야 제거할 수 있다. 거울로 눈을 확인할 수 없는 경우에는 옆에 있는 사람에게 확인을 부탁하거나 따가운 눈을 만지지 말고 그냥 감은 채로 거울이 있는 곳으로 가서 해결하는 것이 좋다. 거울과 친해진 결과 눈을 더 잘 관리할 수 있었고 눈동자는 더욱 초롱초롱하게 건강한 모습으로 바뀌었다. 눈 충혈이 일어나는 빈도도 많이 줄어들었다.

안경 의존도를 줄이자

학교생활이나 사회생활을 하려면 일정수준의 시력이 나와야 한다. 운전처럼 안전과 직결된 경우에는 더욱 그렇다. 시력이 나빠진 상태에서 즉각적으로 시력을 교정할 수 있는 것이 안경이며 가장 보편적이고 쉽게 접할 수 있는 방법이다. 하지만 편한 만큼 안경을 착용하게 되면 눈이 안경 도수에 맞춰서 잘 보이도록 되는 일명 안경 의존도가 생기게 된다. 마치 안경이 인체의 일부로 받아들이는 과정을 거쳐 안경에 의존하지 않고는 시력이 나오지 않는 상황이 되고 마는 것이다. 일반적인 빛의 경로는 각막이 처음이 되어야 하는데 안경이라는 한 단계를 더 거치면서 영상정보가 뇌로 전달되는 것이다. 문제는 단순하게 안경렌즈가 빛을 굴절하는 것으로 보이지만 사실은 눈이 눈앞에 깨알 같은 글씨를 보는 것과 같은 상황이 연출된다. 안경렌즈에서 굴절된 빛은 확산되며 영상을 작게 축소시킨다. 이렇게 축소된 영상은 수정체가 이완하지 않고도 제대로 인식하게 해 주는 반면 작게 축소된 영상을 눈으로 보려고 노력하기 때문에 수정체의 수축은 지속되고 또는 과수축으로 이어지게 된다.

나빠진 시력조정 기능을 되살리기 위해서는 많은 노력을 해야 하는데 간단히 안경을 끼면 잘 보이게 되니 노력보다는 안경을 찾게 되는 것이다. 처음에는 안경이 불편하게 느껴지고 낯설지만 그래도 끼다 보면 익숙해진다. 그러다가 안경이 없으면 불안해지고 안경이 본인의 아이덴티티처럼 굳어 간다. 안경을 낀 누구라고 불려지는 것처럼 안경의 영향도는 크다. 안경만 바꿔도 인상이 바뀌는 것을 감안하면 무시할 수 없는 존재이기도 하다. 안경 의존도가 높을수록 안경을 벗기가 더 힘이 든다. 이것이 안경 중독이다. 안경 중독이 심해지면 안경을 거의 신체 일부와 같이 인식하게 된다. 안경을 계속 착용하는 한 시력은 지속적으로 저하되고 노안을 초래하며 각종 눈 질환을 야기할 것이다. 시력에 좋은 운동을 꾸준히 하더라도 안경을 착용하면 좋아졌던 시력도 다시 안경 도수에 맞춰져 버리는 바람에 시력은 더 이상 향상될 수 없는 것이다.

안경 의존도를 줄이기 위해서는 우선 안경을 벗고 생활하는 시간을 늘려야 한다. 안경을 끼던 시절을 회상해 보면 정말 잠을 자는 시간과 씻는 시간을 제외하고는 항상 안경을 끼고 생활을 했었다. 심지어 안경을 낀 채로 세수를 하는 바람에 콧등에 긁힌 자국이나 상처가 생기기도 했다. 하지만 전문가들은 안경은 필요할 때 착용하라고 권고한다. 그런데 안경을 꼈다 벗었다 하는 행위가 불편하기 짝이 없다. 특히 안경 보관에 있어서 여차 잘못하면 안경테가 부러지거나 렌즈에 스크래치가 생기기 십상이다. 그러한 이유인지 모르겠지만 주위를 둘러보아도 안경을 벗었다 끼는 사람은 돋보기 안경을 쓰고 신문이나 책을 보는 나이 든 사람들뿐이다. 가끔 영화에서나 안경줄 또는 휴대용 안경케이스를 가지고 다니면서 글을 읽는 연출된 장면이 그나마 전문가의 말을 따르는 모습일 것이다. 하지만 안경 의존도를 줄이기 위해서는 안경을 조금 멀리할 필요가 있다. 화장실에서 볼 일을 보면서 안경의 필요성을 느끼지는 않을 것이다. 한 번에 습관을 바꾸기는 어렵기 때문에 조금씩 인지를 하고 시간을 들여 눈에 좋은 습관으로 만들어야 할 것이다.

저도수 안경 활용

시력이 0.1에서 0.3으로 개선이 되었다고 해도 일상생활을 하는 데는 큰 불편은 없었지만 자세하게 보아야 할 일이 있으니 싫어도 안경의 도움을 받아야 했다. 아니면 콘택트렌즈를 끼거나 수술을 받아야 하는데 그러기는 싫었다. 안경 의존도를 줄이라면서 왜 안경을 끼느냐고 할 수도 있다. 물론 안경 의존도를 줄이기 위해서 안경을 벗고 생활하는 시간을 늘려야 하지만 개인적인 일이 아니거나 멀리 있는 글씨를 보아야 하는 경우에는 어쩔 수 없다. 그래서 학생이나 일반 직장인들에게 있어 시력을 회복하는 일은 어려운 일이기도 하다. 학생들은 공부를 하기 위해서 끊임없이 교과서와 강의에 집중해야 하고 직장인들은 컴퓨터로 업무처리하기에 바빠서 정신이 없기 때문이다. 그래도 안경 의존도를 줄이기 위해서는 노력을 해야 한다. 작은 시작은 저도수 안경을 활용하는 것이다. 저도수 안경은 본인의 안경 도수보다 살짝 안경 도수를 낮춰서 착용하는 것이다. 조금씩 시력을 회복하면서 안경 의존도를 줄이기 위해서 가장 잘 보이는 안경 도수보다 조금 낮은 도수의 안경을 준비한다. 이것이 바로 저도수 안경이다. 아마도 이전에 쓰던 안경을 버리지 않았다면 바로 활용할 수 있을 것이다. 다행히 나는 예전에 쓰던 안경을 버리지 않고 보관하고 있었기 때문에 별도로 안경을 맞추는 수고를 줄일 수 있었다. 안경을 바꾸었다고 기존 안경을 버리지 말고 보관하도록 하자. 안경점에서 새로운 안경을 맞추게 되면 현재의 눈 상태에서 선명하게 잘 보이는 도수의 안경을 일반적으로 착용해 왔다. 그런데 앞에서 살펴보았듯이 시력은 변할 수 있다. 안경점에 왜 방문을 했겠는가. 안경이 부러졌거나 깨졌을 수도 있지만 눈이 나빠졌기 때문이다. 그런데 일시적으로 시력이 나빠졌거나 스트레스 등으로 인하여 시력이 잠시 나빠졌는데 도수가 더 높은 새로운 안경을 착용하게 된다면 결과는 뻔한 일이다. 이러한 일상의 반복에서 벗어날 수 없을 것이다. 현재의 눈 상태에서 조금 호전되거나 시력이 회복될 것을 대비하여 사전에 도수를 조금 낮게 하여 안경을 착용하는 것이다. 장기간 자전거 여행을 하면서 안경을 벗고 생활했고 출판을 준비하면서 원고를 쓰기 위해서도 안경을 안 쓰려고 노력했지만 안경을 써야 하는 순간이 왔다. 바로 빅데이터 컴퓨터 교육을 받을 때였다. 다음 커리어를 위해서 무엇을 할까 고민을 하던 중 최신 트렌드가 아무래도 빅데이터였기에 관련 교육을 수강하기 시작했다. 처음에는 일찍 강의실에 도착하여 앞자리에 앉아서 칠판을 봤다. 다행히 글자들이 눈에 들어왔다. 다시 학생 신분으로 돌아왔기 때문에 잘 안 보이는 상태로 지낼 수 없었다. 혹시나 보이지 않을까 걱정하여 저도수 안경을 준비해 갔다. 30년 가까이 안경을 끼면서 시력이 계속 나빠져 안경이 멀쩡한데 다른 안경을 새로 맞추는 경우가 많았지만 기존 안경을 버리지 않고 그대로 보관하고 있었다. 정확한 도수를 기억하지 못하기에 대충 안경을 하나하나 껴 보고 가장 잘 보이는 것과 적당히 보이는 것을 고른 후에 챙겨 다녔다. 안경을 맞춘 후에는 안경점에서 안경 도수를 정확히 확인하여 안경케이스에 기록해 두는 것도 좋을 듯하다. 컴퓨터 작업과 수업에 지장이 없을 정도의 안경을 챙겨서 강의실로 향했지만 일찍 나와 첫 번째 줄에 앉으니 안경 없이도 처음에는 수업이 가능했다. 이론수업이 진행이 되고 실기수업이 이뤄지면서 큰 장벽이 등장했다. 바로 자리 이동이었다. 실습은 팀을 만들어 이뤄졌는데 한 주에 한 번 자리를 움직인다는 것이었다. 한 팀당 두 번 첫 줄에 앉을 수 있게 된 것이었다. 오전에는 수업을 하고 오후에는 팀프로젝트를 진행하게 되어 첫 줄에서 밀려나자마자 오전에는 안경을 착용해야 했다. 물론 수업을 할 때는 착용하고 쉬는 시간에는 바로 벗어서 눈 스트레칭과 눈 운동을 해 주며 눈의 피로를 풀어 주었다. 다시 수업이 시작되면 안경을 다시 끼는 식이었다. 하루가 지났을 뿐인데 나만의 측정 장소에서 평소 보이던 글씨가 보이지 않았다. 아무래도 컴퓨터로 프로그램을 짜야 했기에 컴퓨터 모니터를 보는 시간이 많이 늘었던 것도 있겠지만 안경을 사용한 탓이 아닌가 생각한다. 그래도 많은 시력 저하는 없었고 저도수 안경을 끼면 잘 보일 정도였다. 시력 저하라기보다 안경을 끼다가 벗었을 때 잘 안 보이는 정도의 현상과 비슷했다.

안경도 쓰는 방법이 있다

아마도 안경을 바르게 쓰는 방법이 있다는 사실을 아는 사람은 드물 것이다. 눈과 렌즈의 위치와 거리가 중요한 것은 어렴풋이 알겠지만 그냥 지나치기 십상이다. 아무도 가르쳐 주는 사람이 없기 때문이다. 그저 콧 등 위에 걸치고 거울에 비춰서 균형 잡힌 모양이 되면 끝인 줄 알았다. 그러나 안경도 분명 바르게 써야 할 필요가 있다. 그렇지 않으면 눈에 악영향을 준다. 안경을 쓰지 않는 것이 제일 좋다고 생각하지만 필요에 의해서 안경점에서 안경을 맞추게 되면 안경사가 작은 공구를 이용해서 안경 코 받침대와 안경 다리를 조심스럽게 구부러 가며 조절해 준다. 이렇게 조정된 안경을 착용하게 되는데 이 상태가 최적의 상태가 될 것이다. 집으로 돌아와서 생활을 하다 보면 충격에 의해서 안경 다리가 휘어지거나 코 받침대가 점점 눌려 위치가 바뀌어 간다. 공놀이를 좋아하는 사람은 수시로 바뀔 것이다. 남자라면 누구나 어릴 적부터 축구공에 빠져들게 될 것이기 때문이다. 과거의 나 또한 축구공을 헤딩하면서 얼마나 많은 안경을 부숴 먹었는지 모른다. 뿔테는 그냥 부러지지만 금속테의 경우에는 휘어지면서 얼굴에 상처를 내기도 했다. 이렇게 금속테의 경우에는 휘어지는 속성이 있어 조절이 가능하다. 처음 안경점에서 세팅을 해 주는 모양을 기억하여 바르게 위치를 잡아서 착용해야 할 것이다. 왼쪽으로 치우치거나 오른쪽으로 치우친다면 눈은 또 안경을 따라서 움직이고 말 것이다. 그리고 안경테를 눈 가까이 밀어 올리는 동작에 주목해야 한다. 영화나 드라마를 보면 스마트한 주인공이 안경테를 밀어 올리며 자료를 꼼꼼히 살피는 장면을 보고 빠져드는 사람들이 있을 것이다. 물론 이런 모습에 매료되어 습관적으로 따라하는 사람들도 있겠지만 실제로는 눈과 안경의 거리가 가까워짐에 따라 더 잘 보이기 때문이다. 그만큼 안경 도수 자체만으로가 아니라 거리에 의해서도 안경 도수가 안경을 맞출 당시보다 높아지게 된다. 그래서 적용된 눈과 안경의 거리에 의해 적용되는 안경 도수가 변할 수 있기에 안경을 바르게 써야 한다. 당연히 그런 상태가 지속되다 보면 안경 의존도가 생겨 다음 안경을 맞출 때는 자연스레 더 높은 안경 도수를 찾게 된다. 혹시 현재 안경과 눈의 거리가 너무 밀착되어 있는지 보고 처음 세팅했을 때를 기억해 바르게 조절하는 것이 좋다. 모르겠다면 안경을 맞췄던 안경점에 들러 조정을 받는 것도 도움이 될 것이다.

반면 금속테의 경우에는 이렇게 조절이라도 하지만 뿔테의 경우는 상황이 좋지 않다. 얼굴의 형태와는 상관없이 뿔테가 처음 가공된 상태 그대로 착용할 수밖에 없다. 안경점에서 렌즈를 맞출 때는 측정용 안경으로 도수를 바꿔 가면서 기껏 측정해 놓고 뿔테를 맞추는 순간 눈과 렌즈의 거리는 일시에 좁아져 버리는 것이다. 뿔테의 코 받침대는 조절이 불가능해서 뿔테가 처음 만들어질 당시의 모양에 맞춰 착용할 수밖에 없기 때문에 콧대가 높은 사람이라면 뿔테의 코 받침대를 활용할 수 있겠지만 콧대가 낮은 사람은 어쩔 수 없이 눈과 렌즈의 거리를 좁게 사용할 수밖에 없다. 자연스레 눈과 렌즈의 거리는 좁아지면서 다음 안경의 렌즈 도수는 한 단계가 올라가게 되는 악순환이 반복될 수 있다. 뿔테의 치명적인 문제를 고려하여 렌즈 없이 패션 아이템으로 사용하거나 도수가 없는 전자파 차단용이나 보안경 정도로 사용하는 것이 좋다. 나를 포함해서 학창시절에 많은 사람들이 가격이 저렴한 뿔테안경을 착용하면서 이와 같은 이유로 눈의 시력이 더 나빠졌을 것이고 안경을 착용하고 있거나 수술을 했을 것이다.

안경이 최적화되었다면 이제는 필요할 때만 착용하는 것에 집중해야 한다. 안경을 착용하게 되면 잘 보이는 것에 만족하게 될 것이지만 자세히 관찰해 보면 알 수 있듯이 눈동자의 움직임이 거의 멈춘다는 것이다. 대신 고개를 움직여 눈앞의 물체를 파악하려고 노력하는 자신을 발견하게 될 것이다. 살짝 눈만 움직여도 보일 것을 안경테가 거슬리는 것인지 아니면 오랫동안 안경을 쓰면서 생긴 습관인지 명확하지는 않지만 안경을 쓰는 순간 눈동자의 움직임은 줄어들고 고개를 열심히 돌리게 된다. 선명하게 보이는 안경 너머로 빠져드는 느낌이 들면서 눈의 움직임은 멈춰 버린다. 저도수 안경을 착용할 때도 마찬가지다. 그래서 안경은 필요할 때만 착용하고 눈 운동으로 약해진 눈 근육을 꾸준히 단련해 주어야 한다. 아마도 오랫동안 안경을 착용했을 경우에는 그 기간 동안 눈 근육이 약해진 것을 감안하면 더 열심히 해야 한다.

저도수 안경을 다시 벗다

　건강검진을 통해서 시력이 0.3이 된 이후로 시력에 각별히 신경을 썼다. 왜인지는 짐작할 수 있을 것이다. 다시 0.1로 나빠진다면 여행을 하면서 얻었던 뜻밖의 행운을 날려 버릴 것만 같았고 시력을 더 회복해서 안경없이도 평범하게 일상생활을 하고 싶었기 때문이다. 아무래도 안경을 벗고 있으면 선명하게 보이지 않기 때문에 일상생활이 쉽지 않았다. 빅데이터 수업을 받으면서 칠판이 잘 보이지 않을 때는 안경을 껴야 했기에 저도수 안경을 사용했다. 저도수 안경도 칠판을 보아야 할 때만 꼈다가 필요 없을 때는 수시로 안경을 벗었다.

　7개월간의 빅테이터 수업이 모두 끝나고 팀프로젝트의 최종 발표회를 마쳤다. 본격적으로 안경을 다시 벗고 생활을 시작했다. 한동안 안경을 착용한 탓인지 평소 측정 장소로 가서 눈 운동을 했는데 역시나 보이던 글씨가 보이지 않았다. 예전 같으면 조급함과 걱정이 물밀듯 올라왔겠지만 시력을 다시 회복할 수 있다는 희망을 봤기 때문에 차분하게 다시 시력 회복을 위해서 노력했다. 치열한 프로그래밍 프로젝트가 마무리되고 다시 여유가 찾아왔다. 한강에 자주 나가 자연 속을 누비기도 하고 자전거를 즐기면서 눈 운동과 눈 마사지를 매일 같이 해 주었다. 한강에 나가면 산책도 가능하고 자전거를 타고 다닐 수 있다. 그리고 한강의 큰 규모를 새삼

실감할 수 있을 정도로 멀리 바라볼 수 있는 최적의 장소였다. 얼마 지나지 않아 측정 장소의 글씨가 예전과 같이 보이게 되었고 저도수 안경과도 필요할 때까지 이별을 선언했다.

눈에 안 좋은 습관

눈에 좋은 습관이 있는 반면에 눈에 안 좋은 습관이 있다. 눈에 안 좋은 습관이 많을수록 시력이 나빠질 가능성이 높다. 시력 개선을 결심하고 무엇을 해야 하는지 고민하면서 눈에 좋은 습관과 나쁜 습관을 생각해 보았다. 눈에 좋은 운동을 하고 습관을 기른다고 하더라도 평소 눈에 나쁜 습관을 가지고 있다면 모든 노력이 허사가 되리라는 생각에 눈에 나쁜 습관을 고쳐 나가기로 했다. 습관이란 무서운 것이 한 번 습관이 들게 되면 좀처럼 쉽게 바뀌지 않는다는 것이다. 습관을 고치는 것은 새로운 습관을 만드는 것보다 더 큰 에너지가 필요했다. 눈에 좋은 습관은 만들고 눈에 나쁜 습관은 고쳐 나가는 과정을 거치면서 눈에 안 좋은 습관들 중에서도 관여도가 높아 보이는 습관을 집중적으로 고쳐 나갔다.

전자기기 잘못된 사용

시력 저하는 현대사회의 부산물이기도 하다. 문명사회로 접어들면서 멀리 바라보기보다는 높은 건물들에 둘러싸여 먼 곳을 보기가 힘들고 바쁜 생활에 치여 협소한 공간에서 오랜 시간을 보내게 되면서 눈의 기능이 점점 나빠지기 때문이다. 게다가 디지털 사회로 접어들면서 일상생활 깊숙이 침투한 스마트폰과 컴퓨터와는 떼려야 뗄 수 없는 관계가 되었다. 그렇기 때문에 전자기기를 잘못 사용하는 습관을 가지고 있다면 눈에는 치명적일 수 있다. 전자기기에서는 색을 구현하기 위해서 각종 파장으로 이뤄진 전자파들이 만들어진다. 이를 눈에 직접 노출시키게 되면 눈에 악영향을 주고 결국 시력 저하로 이어지게 된다. 그래도 전자기기와 이별할 수 없기에 적절한 사용 습관을 들여 악영향을 최소화하는 것이 바람직하다.

텔레비전이나 휴대폰을 잘 보기 위해서 너무 가까이에서 보는 것이 전형적인 나쁜 자세다. 일정거리를 유지하여 전자파의 영향을 최소화하여야 하는데 습관적으로 가까이 앉아서 보거나 휴대폰을 코앞에 놓고 열중하는 것은 눈을 더 혹사시키는 방법이다. 텔레비전을 볼 때는 어른 아이 할 것 없이 멀찌감치 떨어져서 보는 습관을 들여야 할 것이다. 텔레비전 화면이 커짐에 따라 멀리서 보는 것이 편해졌음에도 불구하고 가까이에서 보는 습관을 가지고 있어서 여전히 가까이에서 보는 사람들이 많다. 그런 사람들에게서 시력이 나빠질 것을 예상할 수 있다. 반면 스마트폰의 화면은 휴대 목적이 강하므로 소형 액정으로 되어 있고 요즘은 거의 컴퓨터 수준의 기능을 가지고 있어서 각종 업무까지 수행하게 된다. 작은 화면에서 깨알 같은 글자들을 읽어내거나 인터넷에서 정보를 확인해야 하는데 더 가까이에서 본다면 시력이 나빠질 것이 뻔하다. 요즘은 게임이 대중화되면서 컴퓨터나 스마트폰 화면을 더욱 집중해서 보게 되었다. 캐릭터의 움직임과 화려한 영상을 한순간이라도 놓칠까 봐 눈도 제대로 감지 못하는 사람도 많다. 그렇기 때문에 전자기기를 대할 때는 눈을 보호할 수 있는 습관을 길러야 한다.

일정 거리를 유지하면서 화면의 밝기와 주위의 밝기도 신경을 써야 한다. 눈은 너무 어두운 곳에서 오랫동안 활동하게 되면 쉽게 피로를 느끼고 질병을 유발한다. 색채의 구현도 중요하지만 너무 강한 밝기는 전자파를 강화시킨다. 전자기기의 화면 밝기는 줄여 주고 주변환경은 태양광이나 조명을 통해서 밝은 상태를 유지하여 눈의 피로를 덜어 주어야 한다. 그래서 가장 나쁜 상황은 어두운 곳에서 휴대폰을 눈 가까이에 대고 사용하는 것이 하나의 예라고 할 수 있다. 전자기기를 사용하면서도 눈 깜빡임을 자주 해 주어야 한다. 눈이 한 가지에 집중하게 되면 눈의 움직임이 느려지고 눈을 감는 것도 빈도가 줄어들게 되는데 이는 눈을 건조하게 하기 쉽다. 그리고 장시간 지속적으로 사용하기보다 일정시간을 정하여 잠시 휴식시간을 가져 중간중간 눈을 쉬어 준다면 눈의 부담을 줄이는 데 도움이 될 것이다.

눈 비비기

눈이 가렵거나 이물감이 느껴진다고 습관적으로 눈을 문지르는 것은 각막을 손상시키기 좋다. 그러므로 피해야 하는 행동 중 하나다. 어릴 때는 특히 본능적으로 행동하게 되고 성인이 되어서도 좀처럼 습관은 사라지지 않는다. 책이나 영화에서도 눈을 비비며 일어났다는 표현은 식상할 정도로 들어 보았을 것이다. 각막은 눈 구조에서 빛을 가장 먼저 받아들이는 기관인데 각막에 상처가 생긴다면 첫 단추를 잘못 끼운 것과 마찬가지의 효과를 가져오므로 주의가 필요하다. 항상 각막에 손상을 주는 경우에 해당하지는 않겠지만 눈을 계속 비비는 한 각막의 상처가 늘어나면 늘어났지 줄어들지는 않는다. 그래서 거울과 친해질 필요가 있는 것이다. 거울로 항상 눈 상태를 확인하여 조치를 취할 수 있기 때문이다. 아이들은 본능적으로 행동하기 때문에 주위에서 그런 행동을 보인다면 주의를 시키고 눈을 확인하여 이물질을 제거하거나 병원에 가서 검진을 받아 보는 것도 좋다.

잘못된 안경 착용

안경을 착용할 때도 방법이 있다. 안경을 착용해야 할 상황인지 아닌지가 제일 먼저 고려되어야 하고 안경을 착용하게 된다면 본인 시력에 맞는 최적의 렌즈 도수를 선택해야 할 것이다. 안경은 각막이 처음 빛을 받아들여야 하는 과정에서 한 단계가 추가되는 것이므로 안경에서 빛이 제대로 받아들일 수 있도록 해야 한다. 안경을 삐딱하게 착용하거나 잘못된 위치에 착용하게 되면 각막이 비틀어져 있거나 엉뚱한 방향을 향하고 있는 것과 같다. 안경테와 코 받침을 적절한 조정을 통해서 눈과의 일정거리를 유지하고 정면을 향할 수 있도록 해 주어야 한다. 안경을 착용하게 된 이상 시력이 저하되지 않고 유지하는 데 힘을 기울여야 한다. 대충 착용하게 되면 빛의 굴절을 왜곡히여 시력에 직간접적으로 영향을 준다. 안경은 시력의 보완을 위해서 사용하는 도구로 눈을 대체할 수 없다. 안경은 필요할 때 착용하고 필요하지 않을 때는 벗어서 사용을 최소화하는 것이 좋다.

과도한 흡연과 음주

기호식품으로 술과 담배 또한 시력에 영향을 줄 수 있다. 먼저 흡연은 담배연기와 담뱃재를 발생시키는데 이때 바람이 불거나 하여 눈에 들어가게 되면 눈에 자극을 주게 된다. 눈이 건강한 상태라면 충분히 막아내겠지만 안구 건조가 있거나 약한 경우라면 그 충격은 클 것이다. 흡연을 하게 되면 무수한 인체에 해로운 물질에 노출되는데 이 중에 니코틴을 흡수하게 된다. 니코틴이 인체에 흡수되면 모세혈관을 수축시켜서 혈액순환을 방해한다. 눈과 가깝기 때문에 눈의 혈액순환 또한 저해되므로 과도한 흡연은 피하는 것이 좋다. 흡연은 본인뿐만 아니라 타인에게도 영향을 줄 수 있으므로 더 주의가 필요하다.

술을 마시게 되면 해독을 위해서 간이 작용하게 된다. 과도하고 잦은 음주는 간을 지치게 만드는데 간이 눈과 가장 밀접한 관계를 가지고 있음을 생각해 보면 눈이 지치는 것을 의미하기도 한다. 간이 충분히 분해할 수 있을 정도의 적당한 음주를 하는 것이 좋으며 쉬는 날 없이 연속적인 음주는 피하는 것이 좋다.

선글라스 미사용

환경오염으로 오존층이 얇아지면서 자외선의 강도가 점점 높아지고 있다. 눈꺼풀과 속눈썹 등이 어느 정도 눈을 보호해 주겠지만 직접적으로 마주하는 태양광은 막아낼 수 없다. 평소에 직접적으로 태양을 바라보는 일이 없도록 하고 장시간 따가운 햇살에 노출되는 경우에는 선글라스를 착용하여 과도한 노출을 막아 준다. 특히 자외선 지수가 높은 날에는 선글라스를 착용하고 외출하는 것이 좋다.

시력 회복을 위한 스마트폰 사용법

여행에서 다녀와 다시 사회에 돌아오게 되면서 자연스럽게 휴대폰 사용이 늘어났다. 인터넷 검색이나 흥미거리를 주는 SNS 영상이나 사진들을 보면서 전자파 노출이 급격히 늘어난 것에 대한 걱정이 늘었다. 기껏 개선한 시력에 영향을 줄 수 있는 것이 스마트폰이라는 사실에 경계를 했다. 아직까지 많이 밝혀지지 않았지만 블루라이트가 가장 눈에 안 좋다는 것으로 알려져 있다. 스마트폰 사용시간이 길어짐에 따라 디스플레이에서 나오는 블루라이트와 전자파 등을 설정해 줌으로써 눈의 피로를 줄여줄 수 있다. 먼저 설정으로 가서 블루라이트 필터를 활성화했다. 휴대폰에는 블루라이트 필터 기능이 탑재되어 있어서 원할 때 설정 및 해제가 가능하다. 설정을 하면 색상이 조금 변하기 때문에 시각디자인과 무관하다면 해제할 이유가 거의 없다. 화면의 파란색이 조금 줄어들고 필터를 강하게 하면 조금 누렇게 보이기는 한다. 눈을 위해서 색감을 포기했다. 필요할 때는 또 블루라이트 필터의 강도를 조절하면 된다. 블루라이트 필터의 설정이 끝났으면 이번에는 밝기를 조절했다. 오래된 구형 텔리비전에서는 모니터에서 자외선이 나오기도 했다고 한다. 자외선이 아니더라도 강한 빛이 더 강한 전자파를 방출하기 때문에 눈에 좋을 리 없다. 그래서 밝기를 적당하게 줄이기로 했다. 밝기를 설정에서 제로로 설정해도 빛 반사가 없으면 충분히 인식할 수 있었다. 햇살에 반사되면 잘 안 보이게 되는데 상황에 따라 강도를 조절하면 된다. 외출할 때만 밝기를 더해 주고 항상 강하게 설정할 필요는 없다. 디스플레이의 밝기를 최소화하여 사용하다 보니 가끔은 옆에 있는 사람에게 화면을 보여 주면 보이지 않을 정도였다. 반대로 나는 화면 밝기를 높이면 눈이 부시고 눈에 부담이 오는 것을 느끼는 정도로 예민해져 있었고 밝기를 높인 상태에서 오랫동안 바라보면 피로감이 높아지고 태양을 바라본 후에 나타나는 잔상 같은 것이 보이기도 했다. 그만큼 전자기기의 영향은 크다고 볼 수 있으므로 적절한 조절이 필요하다.

스마트폰의 설정이 최적화가 되었다면 이제는 자세에 대해서 알아보자. 가장 안 좋은 습관에서 잠시 알아보았듯이 스마트폰을 바라볼 때 바른 자세를 유지하고 눈과 화면의 거리를 충분히 유지하여야 한다. 팔을 최대한 펴도 고작 한 팔 거리밖에 되지 않는다. 요즘 스마트폰으로 동영상 시청이나 게임을 플레이하는 경우가 많아지다 보니 스마트폰의 사용시간이 점점 늘어나고 있다. 하지만 화면이 작아서 일반적으로 텔레비전을 보는 것보다 눈의 피로가 더 크다. 지금 당장 눈 바로 앞에서 보고 있는 폰을 조금은 더 멀리 떨어뜨리고 보도록 해야 한다. 가능하다면 내용을 확인할 수 있는 최대의 거리로 하는 것이 그나마 전자파 영향을 최소화할 수 있다. 잘 보인다고 무작정 가까이에서 보는 것은 시력 저하의 원인이 된다. 그리고 스마트폰 화면이 작아서 집중해서 보는 경향이 있다. 그러다 보면 자신도 모르게 눈의 깜빡임이 줄어들 수 있다. 눈의 분비물이 눈을 보호할 수 있도록 눈을 자주 깜빡여야 하는데 이 횟수가 줄어든다는 것은 눈의 보호가 약해지는 것을 의미하기도 한다. 의식적으로 눈의 깜빡임을 늘리도록 한다. 안구 건조가 심한 사람이라면 더더욱 신경을 써야 할 것이다. 무엇보다도 눈의 회복을 위해서 스마트폰 사용시간을 줄이는 것이 이것저것 신경 쓸 필요도 없이 속 편한 방법이다.

시력 회복을 위한 컴퓨터 사용법

스마트폰에 못지않게 많이 사용하는 것이 컴퓨터다. 컴퓨터 모니터를 하루 종일 쳐다봐야 하는 회사원에게 눈의 피로가 끊일 날이 없다. 취업을 준비하거나 자격증 준비를 하면서 동영상 강의를 집중해서 보는 것도 마찬가지다. 컴퓨터 모니터에 적용할 수 있는 블루라이트 차단 프로그램이 있다. 인터넷으로 검색하여 필요한 프로그램을 설치하여 블루라이트 노출량을 줄이자. 너무 많이 줄이면 색감이 좀 노랗게 보일 수 있으니 색깔 관련 전문적인 일이 아니라면 많이 줄이고 필요할 때만 조절해 보자. 프로그래밍을 배우면서 많은 시간을 모니터와 씨름을 했다. 코딩 중에 틀린 것이 있는지 없는지 꼼꼼히 체크해야 했고 띄어쓰기마저 신경을 써야 프로그램이 돌아가는 데 문제가 없었기 때문이었다. 다행히 프로그래밍을 할 때는 색상에 신경을 쓰지 않아도 되었기 때문에 배경화면은 모두 검정으로 바꾸었다. 대신 코딩을 밝은색으로 하여 전자파를 최소화하였다. 인터넷을 할 때도 마찬가지로 눈보호모드를 강하게 하거나 다크모드를 사용하여 최대한 전자파가 나오지 않는 검은 배경으로 설정하여 눈의 피로도를 줄였다. 그리고 화면의 밝기도 적절히 조절했다. 주변 밝기를 충분히 밝게 하였기 때문에 실내에서 사용하는 컴퓨터는 밝기를 최소화하여도 사용하는 데 큰 지장을 주지 않았다. 밝기를 줄였다가 필요에 따라 밝기를 자율적으로 조절하여 사용했다. 그랬더니 평소에 느끼는 눈의 피로가 많이 줄어들었다. 그리고 전자파 차단 필름을 활용하는 것도 추가적인 방법이다. 컴퓨터 모니터에서 나오는 눈에 해로운 전자파 차단에 도움이 된다. 물론 모니터 조절도 중요하지만 바른 자세를 잊지 말도록 하자. 많은 사람들이 거북목으로 고생하고 있음을 상기하자. 목에는 많은 신경이 집중되어 있어서 목에 이상이 생기면 많이 고생하게 되며 몸의 균형이 무너지고 시력에도 영향을 줄 수 있다. 편안한 자세로 허리를 펴고 모니터가 시선보다 위로 올라가지 않도록 하자. 모니터의 높이와 각도를 조절하여 책을 손으로 들고 보는 듯한 자세가 되도록 세팅하자. 마지막으로 모니터와 시선의 거리를 최대한 벌리도록 하자. 전문적인 일을 하는 사람이라면 말하지 않아도 모니터를 좀 더 크고 꼼꼼히 체크할 수 있는 좋은 모니터를 사용하겠지만 일반적으로 적당히 보이도록 하고 체크해야 할 부분은 화면 확대하기를 통해서 해결하자. 화면을 확대하면 전체적인 내용은 줄어들겠지만 내용은 쉽게 확인할 수 있다. 정말 안 되는 상황이라면 목을 내밀기보다는 모니터를 눈 쪽으로 이동시키는 것도 방법이다. 이미 컴퓨터 모니터에 대한 전자파를 최소화하는 설정을 했기에 기존 모니터보다 전자파가 많이 약화된 상태이기 때문에 모니터를 조금 당기는 것을 선택할 수도 있다. 시중에도 모니터 거치대가 많이 나와 있어 거리 및 위치 조정을 손쉽게 할 수 있다. 본인에게 맞는 최적의 포지션을 설정하여 사용하면서 시력이 개선되면 조금씩 거리를 멀리 하는 것도 요령이다. 전자기기 사용을 최대한 줄이기 위해서 노력하지만 절대 쉬운 일이 아니다. 텔레비전도 컴퓨터로 보는 시대이고 인터넷과는 거의 연결된 사회이기 때문이다. 그래서 바른 사용을 통해서 그 악영향을 최소화하는 지혜가 필요하다.

눈에 좋은 운동

몸의 긴장을 풀어 주는 운동이 뇌의 활동과 신경계를 정상적으로 작동하도록 도와주므로 눈 운동에 못지않게 신체운동을 꾸준히 해 주는 것이 좋다. 일정한 운동시간을 할애하여 산책, 자전거타기, 요가, 맨몸운동 등을 실시해 주었다. 특히 스트레스 관리에는 요가가 도움이 많이 되었다. 신체의 균형을 맞춰 주면서도 마음을 안정시켜 주어 건강에 관심이 많은 사람들로부터 사랑을 받고 있다. 심신의 긴장을 풀어 주는 동작을 따라하면 건강도 챙기면서 심리적으로 많은 안정을 얻을 수 있다. 그로 인해서 신경계가 더 원활하게 작용한다면 눈의 건강에도 큰 도움이 될 것이다. 운동과 담을 쌓고 사는 사람이라면 가볍게 시작할 수 있는 산책부터 시작해 보자.

산책

가장 흔하면서도 편하게 할 수 있는 것이 산책이다. 그런데 산책이 무슨 시력 회복과 관련이 있느냐고 반문하는 사람들도 있을 것이다. 산책은 많은 사람들이 하는 운동이고 그러면 모든 사람들이 눈이 좋아져야 하는 것이 아니냐라고 의문이 들 수 있다. 하지만 여기서 산책은 눈을 운동시키는 산책일 경우에 해당된다. 운동을 위해서 길만 바라보고 열심히 걷게 된다면 몸에 좋은 운동이 될 뿐이지만 눈 운동을 해 주는 산책을 하게 되면 시력 회복에도 도움이 된다. 눈 운동을 해 주기 위해서는 장소 선택이 중요하다. 시선 처리를 해 주어야 하기 때문에 될 수 있으면 넓은 공터가 좋다. 그리고 무엇보다 안전에 주의해야 하기 때문에 차가 다니는 곳은 피하는 것이 좋다. 가벼운 차림으로 산책에 나섰다면 우선 준비가 끝났다. 눈 운동을 함께 할 수 있는 공터나 공원에 도착하면 가볍게 눈 운동을 해 준다.

눈 운동으로 준비운동이 끝났다면 본격적으로 시력 회복을 위한 산책을 할 수 있다. 우리는 일상생활 속에서 가까운 곳을 너무 오랫동안 집중해서 보는 습관에 빠져 있기 때문에 이런 습관에 길든 눈과 뇌를 자극해 주는 것에 중점을 둔다. 눈에 있는 수정체가 가깝고 먼 사물을 바라보기 위해서 수축과 이완이 자연스럽게 이뤄지도록 해 주고 최대한 멀리 바라보면서 수축되어 있는 수정체를 풀어 준다. 시력이 회복하기 쉽지 않은 것은 이를 관장하는 신경조직이 자율신경계로 의도적으로 조절할 수 있는 영역에서 조금 벗어나 있기 때문이다. 산책을 통해서 멀고 가까운 것을 보게 되어 자연스럽게 자율신경계가 원활하게 작동할 수 있도록 도와준다.

발걸음을 옮기면서 시선을 조금씩 움직여 보자. 가장 중요한 것은 안경을 벗어야 한다. 안경은 자연광이 눈에 미치는 것을 저해하고 인위적인 작용을 하기에 차후 안경을 벗고 눈이 작용하는 데 방해가 될 수 있다. 그렇기 때문에 시력 회복을 위한 산책을 할 때에는 무엇보다 안전에 유의해야 하고 위험이 최대한 배제된 상태에서 산책을 할 수 있도록 넓은 공간이 필요하다. 정말 아무것도 보이지 않아 안전을 장담할 수 없다면 이 운동을 하지 않는 것이 좋다.

현재 자신이 서 있는 위치에서 가장 멀리 있는 사물을 바라보자. 그리고 무엇인지 인식해 본다. 그것이 어떤 것이든 상관이 없다. 건물이 될 수도 있고 주차되어 있는 차량일 수도 있다. 자주 찾는 곳이라면 고정된 사물이 좋다. 시간이 지남에 따라 시력 변화의 참고가 되기 때문에 유심히 관찰하면서 무엇이 있었는지 기억해 두는 것도 좋다. 예를 들어서 건물이라고 하면 천천히 발걸음을 옮기면서 건물을 자세히 관찰한다. 자세히 바라보지만 편하게 보는 것을 추천한다. 너무 집중해서 바라보면 눈에 부담이 많이 가서 나중에 또 하기 귀찮아질 수 있다. 처음부터 힘주어 실시하기 보다 힘을 빼고 편안하게 시작하자. 몸은 걸으면서 좌우로 흔들리고 상하로 움직이지만 시선은 건물에 고정해 둔다. 산책로나 보행길을 따라 걸어가면서 건물이 어떻게 생겼는지 바라본다. 일반적인 직사각형의 모양인지 창문은 어떻게 생겼는지 확인해 보자. 멀리서 창문이 있는지 없는지 정도로 보는 것도 좋다. 점점 가까워지면서 창문이 있다면 몇 개가 있는지 그냥 통유리인지 미닫이창으로 되어 있는지 위아래로 여는 창문인지 의문을 가지며 건물을 살펴본다. 시선은 건물 전체를 바라보고 걸어가면서 부분적인 디테일을 살펴보자. 아래쪽에는 상가가 있어서 간판이 붙어 있을지도 모른다. 간판이 있다면 더 좋은 도구가 된다. 간판에는 큰 글자가 적혀 있기 때문에 그 글자를 인식하게 되는 정도로 충분하다. 눈이 나쁘면 당연히 그 글씨의 의미를 알 수 없을 것이다. 유난히 눈에 익은 간판이라면 바로 알아차릴 수 있겠지만 읽을 수는 없다. 테두리와 색상 정도를 인식하였다면 시작이 좋다. 발걸음을 옮길수록 점점 건물과의 거리는 좁아진다. 좁아지면서 시야도 점점 줄어들고 흐리멍덩하고 뿌옇게만 보이던 건물이 조금씩 아주 천천히 선명해지기 시작한다. 바로 인식하기는 어렵지만 가까워지면 평소에 근시로 작용하고 있던 수정체에 상이 맺히면서 뇌가 인식하게 된다. 안경을 벗고 있어서 또는 상황에 따라 눈부심이 심하거나 눈이 시릴 수도 있다. 평소와 다른 환경이라서 그런 것이니 자연스럽게 받아들이고 눈물이 많이 나면 닦아 주며 산책을 지속한다.

걸어갈 때는 햇살을 등지고 걸어야 한다. 햇살을 정면으로 바라보게 되면 눈에 직접적인 영향을 줄 수 있기 때문에 항상 눈을 보호한다는 생각으로 생활해야 한다. 안경을 착용하면 알겠지만 하루가 지나기도 전에 안경에 먼지가 묻어 있고 가끔 식사 중에 국물이 튀기도 하고 작은 돌이 날아오기도 한다. 햇살이 강한 날에는 반사되는 빛 또한 무시할 수 없다. 이에 대한 대비로는 여러 가지가 있다. 모자를 착용하여 그늘을 만들어 주는 방법과 선글라스를 착용하여 자외선을 차단할 수 있다. 그리고 보안경을 착용하여 외부로부터 눈을 보호하며 걸을 수 있다. 눈을 보호하는 것은 시력 회복을 위한 첫걸음이기도 하기 때문에 이를 염두에 두고 하는 것이 좋다.

건물만 바라보지 않고 좀 더 가까운 곳에는 무엇이 있는지 확인하자. 작은 것보다 큰 것부터 시작한다. 건물 앞에는 안내 표지판이 있다고 가정해 보자. 물론 안내 표지판에는 안내 글이 써져 있기 때문에 나중에 간판과 같은 역할을 하기에 좋다. 한참 건물을 바라보며 걸었다면 잠시 안내 표지판을 바라보는 등 교대하면서 관찰을 한다. 눈은 섬세하게 주변 근육을 이용하여 움직임을 시작한다. 평소 눈 운동을 하면서 준비운동이 된 주변 근육이 활성화될 것이다. 숲속을 걷고 있다면 다양한 나무들과 마주칠 것이다. 나무가 자라면서 여러 방향으로 기울어지고 또 가지가 뻗어 나와 있다. 시선이 나무줄기를 따라 그리고 나뭇가지를 따라 나무를 그리듯 바라본다. 나뭇가지 사이에는 새들이 노래하고 있을 수도 있고 다람쥐가 먹이를 찾아 돌아다니고 있을지도 모른다. 야생동물의 소리가 들리면 소리를 따라 야생동물들이 어디에 있는지 눈을 부지런히 움직이며 찾아서 관찰해 보기도 한다. 여기서 멈추지 말고 이제는 앞뒤의 공간이 아닌 좌우로 공간을 확장해 보자. 왼쪽에는 어떤 건물이 있는지 오른쪽에는 무엇이 있는지 체크하면서 앞뒤의 시선 이동에서 좌우의 시선 이동으로 확대하면서 시야를 더 넓힌다. 고개는 고정한 상태에서도 해 보고 고개를 움직이며 방향에 따라 눈의 움직임을 느껴 본다. 편안하게 움직이는 부분도 있고 또는 좀 불편하게 움직이는 곳도 있을 것이다. 심지어 통증이 느껴지는 곳이 있을 수도 있다. 당겨지는 통증이 있다면 그 부분의 근육이 뭉쳐 있다는 것을 의미하기 때문에 산책이 끝나고 나서 그 부분을 더 집중적으로 눈 운동과 마사지를 통해서 통증이 없어지도록 해 준다. 안경렌즈가 작은 안경을 착용하는 사람들이 이런 현상을 더 많이 겪게 된다. 안경을 착용하게 되면 안경렌즈 범위 속에서 눈이 움직이기 때문에 일반적으로 눈이 움직이면서 보아야 할 부분이 사각지역이 되어 그 부분을 고개를 돌려서 확인하기 때문에 눈의 움직임보다는 고개의 움직임이 더 많아지기 때문이다. 작은 차이이지만 일상생활 속에서 반복을 하게 되면 습관이 되어 큰 영향을 주기 때문에 그런 습관을 조금씩 고쳐 준다. 그나마 큰 안경알로 된 안경을 착용하게 되면 최소한으로 방지는 될 것이다. 그래서 안경을 벗는 시간을 늘려야 하고 시력 회복을 위한 산책을 할 때는 안경을 벗는 것이 좋다.

앞으로 걸어가면서 건물 또는 사물을 명확히 확인할 수 있었다면 다음에는 더 멀리 있는 사물을 목표로 동일하게 반복한다. 무엇이든 꾸준히 반복하는 것이 몸에 배이기 마련이다. 평소 가까운 것을 보는 습관으로 근시가 악화되었으므로 산책을 통해서 멀리 바라보는 것을 몸에 익혀서 근시를 조금씩 고쳐 갈 수 있다. 멀리 바라볼 때와 가까운 것을 볼 때의 움직임만으로도 보이지 않는 곳에서 자율신경계는 바쁘게 정보를 전달하고 처리하기 위해서 끊임없는 운동을 하고 있다. 그리고 점점 그 희미하고 뿌옇게만 보이던 것이 조금씩 모양을 갖추게 되고 처음보다는 선명하게 보이는 것을 경험하게 될 것이다.

처음에는 익숙하지도 않고 불편한 것이 한둘이 아닐 것이다. 가장 먼저 부딪히게 되는 문제는 휴대폰이다. 멀리 사물을 바라봐야 하는데 습관처럼 휴대전화를 바라보고 걷거나 소셜 네트워크를 확인하는데 시간을 할애하면 그만큼 효과는 반감할 것이다. 눈 운동을 할 때는 휴대폰 등 전자기기와는 조금 더 멀어지는 것을 추천한다. 이 시간만큼은 온전히 눈을 위해 투자한다는 생각으로 산책에 임하게 되면 더 좋은 효과가 기대된다. 결국에는 근시를 야기하는 것을 줄이고 눈에 좋은 시간을 늘리는 것이 관건이라고 볼 수 있다.

자전거

자전거는 몸과 마음을 상쾌하게 해 주는 야외 운동 중 하나이다. 물론 실내자전거도 운동은 되지만 야외에서 하는 것과는 차이가 크다. 야외에서는 눈 운동을 위한 시야가 확보되기도 하고 상쾌한 공기가 끊임없이 공급된다. 자전거를 타면서 눈 운동을 하게 될 때는 스포츠 고글 착용을 적극 권장한다. 다른 운동과는 달리 자전거를 타면 스피드가 더해지면서 티끌이나 작은 물체에 부딪히면 치명적일 수 있기 때문이다. 그리고 주행 중에는 눈을 계속 뜨고 한눈을 팔 수 없기 때문에 햇살이 눈에 직접 노출되는 것도 막아야 한다. 모자도 물론 도움이 되지만 바람이 심하게 부는 경우에는 바람에 모자가 날아가 방해가 될 수 있으므로 날씨를 확인하여 준비하자.

준비가 되었다면 페달을 밟아 가고 싶은 곳을 달린다. 자전거도로가 있는 곳이라면 최적지다. 자전거도로를 달리고 있다고 생각해 보자. 자전거 안장에 앉아 전방을 바라보면 많은 것이 보인다. 시선을 멀리 던지게 되어 시야를 확보하고 멀리 있는 사물들이 자전거를 달리면 가까이 다가온다. 산책과 마찬가지로 멀리 있어서 잘 보이지 않던 것이 가까워지면서 잘 보이게 된다. 물론 산책보다는 빠른 스피드로 움직이기 때문에 그 확인이 훨씬 빠르다. 달리다 보면 자전거도로 표지판이 있고 도로 위에 많은 라인들이 그려져 있다. 자전거를 타면서 멀리 있는 시선이 가까워지면서 자연스럽게 뇌와 눈은 멀리 있는 것을 계속 보다가 점점 가까워지면서 자율신경계는 이완된 수정체를 수축시켜서 가까운 것을 볼 수 있도록 조정한다. 안구는 움직이지 않는 상태에서 내부 조직들이 활성화된다. 조직이 활성화되면서 신선한 공기가 요구되는데 야외에서 활동하면서 신선한 산소를 끊임없이 공급받을 수 있다. 그리고 활동으로 인해 과열이 되기도 하는데 뜨거워진 신체를 바람에 의해서 식혀 주는 공랭식으로 작용이 되어 적정한 온도유지에도 도움이 된다. 사물 외에 도로 위의 라인도 활용도가 굉장히 크다. 자전거 바퀴 앞에 있는 라인을 시작으로 최대한 멀리 있는 곳까지 시선을 옮긴다. 가까운 곳을 보고 방향과 위치를 조정하여 안전을 확보한다. 주위 상황이 파악되면 라인을 따라 시선을 옮기면서 가장 멀리 보이는 라인의 끝을 바라본다. 전방을 바라보면서 안전확보를 했다면 다시 시선을 라인을 따라 자전거 앞에 있는 라인을 바라본다. 이 동작을 반복하는 동안 흰색 또는 황색 라인이 일직선으로 보인다면 두 눈의 상태가 양호하다는 것을 의미하지만 눈이 나쁜 사람의 경우 그렇게 보이지 않을 것이다. 흐리게 보이거나 또는 좌우로 흐릿한 라인이 몇 개 더 보일 수도 있다. 분명 가까운 곳을 보면 눈이 사파리 눈처럼 가운데 모이면서 가까운 것은 한 가닥으로 보이지만 뒤쪽은 왼쪽 눈과 오른쪽 눈이 각각 바라보고 있기 때문에 조금 다르다. 초점으로부터 멀어져 흐릿해지면서 겹쳐보여서 윤곽을 제대로 인식하기가 어렵다. 각막 모양이 달라서 일어날 수도 있고 눈에 상이 제대로 맺히지 못해서 여러 개로 보일 수도 있다. 하지만 이러한 훈련을 지속할수록 흐린 모양이 조금씩 모양을 찾아가고 좌우로 벌어져 있던 잔상들이 조금씩 중간의 선명한 모양으로 향하는 것을 경험할 수 있다. 그만큼 눈의 기능이 회복하고 있다는 것이기 때문에 훈련이 잘되고 있다는 것을 의미한다. 게다가 넓은 곳으로 시선을 꾸준히 던질 수 있어서 원근감을 발달시키는 데도 도움이 되어 다양하게 눈 운동을 할 수 있다.

요가

요가는 눈을 사용하는 운동과는 조금 거리가 있는지도 모른다. 하지만 요가의 중심에는 명상이 있다. 물리적인 눈을 사용하는 것보다 정신적인 마음의 눈을 사용한다고 볼 수 있다. 앞에서 언급했듯이 우리의 몸은 양쪽으로 분리해서 완전히 대칭하여 똑같다고 할 수 없다. 게다가 개인의 습관과 환경에 따라 비대칭은 더 커지기도 하고 그 폭이 줄어들기도 한다. 요가는 전반적으로 유연성을 키우는 동시에 몸의 밸런스를 잡아 준다. 그리고 동작과 명상을 통해서 마음의 평온을 찾기도 하면서 스트레스를 줄여준다. 몸의 스트레스를 풀어 주는 동시에 경직된 부분을 풀어 주면서 혈액순환 등을 활성화시켜 주고 몸 구석구석까지 에너지가 전달되도록 해 준다. 굳어진 몸을 풀면서 신경의 활동이 활성화되어 뇌의 활동을 극대화해 준다. 결과적으로 눈을 포함한 근육을 풀어 주면서 온몸의 신경을 자극해 준다. 자극의 신경전달은 뇌를 더욱 활동적으로 만들어 주고 눈의 신경체계에 전달되는 신호를 더 잘 받아들이게 된다. 물론 받아들이는 동시에 몸에 명령을 내리는 자율신경계와 반자율신경계가 더 정교하게 작동되도록 해 준다. 아무래도 요가 동작은 여러 가지가 있겠지만 신경이 집중되어 있는 목과 척추를 풀어 주는 동작이 시력 회복과는 관계가 깊다고 볼 수 있다. 그만큼 신경이 많은 부분을 운동할 때는 더 주의가 필요하다. 게다가 요가를 하는 동안은 사물인식을 위해서 의식적이든 무의식적이든 안경이나 렌즈를 착용할 필요가 없다. 간단한 복장으로 요가매트를 깔 수 있을 정도의 공간만 있으면 쉽게 접근할 수 있는 것도 하나의 장점이다. 눈 건강과 함께 몸 건강을 챙길 수 있는 최고의 운동 중 하나라고 볼 수 있다. 시작 전에는 몸을 충분히 풀어 주는 것이 좋다. 요가의 경우에는 유연성을 요구하는 동작이 많기에 갑작스러운 요가 동작은 관절이나 몸에 오히려 독이 될 수 있기 때문이다. 당연히 눈 마사지와 눈 운동을 해 주는 것을 잊지 말자. 동작을 하는 동안 시선처리를 하면서 눈의 움직임도 유심히 관찰하며 움직여 준다. 요가의 동작은 신속함보다 천천히 몸의 움직임과 몸 속의 변화를 느끼면서 실시하므로 눈의 움직임과 변화를 쉽게 느낄 수 있어 눈 운동에 도움이 된다. 요가를 하면 할수록 어려운 동작을 소화하게 되고 물리적으로나 정신적으로 할 수 없었던 동작들을 성공시키면서 성취감도 있지만 몸을 제어하는 능력이 성장하게 된다. 그렇다고 어려운 동작을 완성했다고 시력이 더 좋아지고 하는 경우는 많지 않을 것이다. 요가의 고난이도 동작을 보면 사람의 기본역량에 따라 다르다. 몸이 유연한 사람은 몸을 꺾거나 비트는 동작을 잘할 것이고 힘이 좋은 사람은 힘이 요구되는 동작을 잘하게 될 것이 뻔하기 때문이다. 여자들이 유연해서 많은 동작을 할 수 있는데 여자들이 모두 시력이 좋지 않은 것과 상통한다. 무리하지 않는 수준에서 여러 가지 동작과 명상을 통해서 요가가 추구하는 목적도 달성하고 그를 통해서 시력 회복을 위한 원동력을 얻을 수 있는 좋은 운동이다. 요가시간이 끝났다면 몸의 경직된 부분이 유연하게 풀리고 몸속 깊숙이까지 몸의 흐름이 활성화된 상태일 것이다. 시간이 더 있다면 요가에 연계하여 먼 곳을 바라보며 명상을 하며 눈 운동을 해 주면 더 효과적으로 시력 개선을 할 수 있다. 요가 중에 특히 물구나무서기와 연관된 동작을 집중적으로 해 보았다. 고대 이집트인들도 머리 혈액순환을 위해서 물구나무서기를 했다고 한다. 단순히 생각해 보아도 아래쪽에 정체되어 있는 혈액을 뒤집어 주는 것과 같아서 순환을 도와준다고 볼 수 있다. 항상 서서 생활하는 일상에서 거꾸로 몸을 세우게 되는 물구나무서기 자세를 하게 되면 피가 머리로 쏠리는 현상이 있는데 처음에는 머리가 터질 것 같은 느낌이 들 정도였지만 시간이 지날수록 익숙해지면서 혈액순환이 자연스럽게 이뤄지는 기분이 들었다. 혈압에 주의를 해야 하기 때문에 물구나무서기 등은 무리가 없도록 천천히 해야 하고 어릴 때부터 익숙해질 필요가 있어 보인다.

바둑

가장 안전하게 할 수 있는 운동 중 하나일 것이다. 실내에서 바둑판과 바둑알을 앞에 두고 즐길 수 있기 때문이다. 상대가 있으면 있는 대로 없으면 없는 대로 즐길 수 있으며 바둑실력까지 늘릴 수 있고 뇌를 자극까지

해 주는 좋은 운동이라고 할 수 있다.

바둑을 시작하기 전에 안경을 벗어 준다. 안경을 벗으면 보이지 않을 정도라고 하면 기존 안경보다는 도수가 낮은 저도수 안경을 준비해 두었다가 착용할 수 있다. 바둑은 바둑알을 19 × 19 라인 위의 교차점에 흑백의 바둑알을 교대로 놓으면서 진행하게 된다. 바둑알을 놓을 때 바둑알을 놓을 위치를 정확히 시선으로 파악하고 바둑알을 놓는다. 그리고 다음 바둑알이 놓이는 것을 지켜보고 또 다음 차례에 바둑알을 어디에 놓을 것인지 파악하기 위해서 안구를 끊임없이 움직이게 된다. 처음에는 19 × 19 라인에서 좌표를 찍듯이 쉽게 시작을 하지만 점점 바둑알이 놓이면서 복잡해지고 바둑알을 놓을 수 있는 곳과 놓을 수 없는 곳이 생긴다. 다음 바둑알이 놓일 것까지 읽어 가면서 먼 수를 내다보기도 하고 당장에 어디를 막아야 할지를 고민하게 된다. 시선을 끊임없이 움직이면서 눈을 활성화해 준다.

좁은 바둑판 위에서지만 앉아 있는 곳에서 조금 먼 곳에서 조금 가까운 곳으로 시선이 옮겨지면서 미세하지만 자율신경계와 반자율신경계가 정교하게 작용하면서 안구를 움직이고 수정체는 수축이완을 거듭하게 될 것이다. 바둑판에 있는 것은 바둑판이 전부라서 색상은 3가지로 구성될 것이다. 바둑판은 보통 우드색이고 바둑알은 흑과 백으로 나뉘어져 있다. 각양각색이 아니므로 뇌가 인식하게 되는 모양이 단순하고 색상 또한 심플하여 더 명확하게 지각할 수 있다.

이때 집중을 하면 눈을 너무 오래 뜨고 있는 경우가 있는데 눈이 너무 건조해지면 눈에 자극이 되므로 될 수 있으면 눈을 자주 깜빡여 준다. 오랫동안 시간을 보내야 하는 경우가 많기 때문에 실내가 너무 건조하다면 가습기를 이용해서 공기 중의 습도를 조절해 주는 것도 좋다. 아무래도 바둑판을 바라보는 시각이 좁아질 수밖에 없기 때문에 틈틈이 멀리 바라보는 것도 잊지 말자. 바둑판을 창가에 두고 연습하는 것도 좋다. 창밖에 시선을 돌리면서 눈이 더 멀리 바라보며 눈의 피로를 풀 수 있기 때문이다. 상대방 없이 혼자 연습하고 있다면 쉬는 시간에는 차 한 잔을 하면서 창밖을 바라보면 금상첨화다.

눈 운동을 위해서 오롯이 오랫동안 시간을 투자할 수 있고 상대방이 있다면 서로의 친분을 쌓기에도 좋아 젊은 층에서 노인층까지 즐길 수 있다. 물론 처음에는 기본 정석을 익혀야 하기 때문에 차분하게 인내심을 키우는 데도 도움이 된다.

그림 그리기

시선을 옮기면서 사물을 인식하기에 좋은 것 중에는 그림 그리기가 빠질 수 없다. 세밀화는 조금 다르지만 정물화, 인물화 그리고 풍경화를 생각해 보면 원리는 이해가 된다. 요즘은 디지털 디바이스를 통해서 그림을 많이 그리는데 그것은 제외하자. 왜냐하면 전자기기에서 나오는 전자파와 빛의 근원이 자연광과 많이 다르기 때문이다. 그림 그리기가 단순하게 짧게 끝나는 것이 아니라 인내심을 가지고 천천히 그리고 정성을 들여 그려야 하는데 태블릿 등에 그리게 된다면 오랫동안 가까운 곳에서 TV를 보는 것과 다를 것이 없다. 오히려 집중해서 보게 되기에 더 나쁘다고 볼 수 있다. 게다가 그림에는 색감이 중요해서 블루라이트와 밝기 등을 높일 수밖에 없기 때문에 설정 또한 눈에 해롭다. 그리고 그림을 그리는 대상을 컴퓨터 모니터에 띄워 두고 그리는 것도 마찬가지로 시력 회복에는 큰 도움이 되지 않기 때문에 미리 설명해 둔다.

나는 유럽 자전거 여행을 하면서 사진을 찍어서 기억에 남기는 것도 좋지만 한 장의 그림을 그려서 나만의 방식으로 추억하고자 계획했다. 가방에 드로잉북과 색연필, 펜을 챙겨서 다니며 그리고 싶은 것을 그렸다. 여행을 하는 동안 안경을 벗고 자전거도 타고 그림도 열심히 그린 것이다. 뒤돌아보면 눈을 회복하는 데 피가 되고 살이 된 행동이었음을 짐작할 수 있다.

그림을 그릴 때는 좀 커다란 사이즈의 드로잉북을 준비하자. 가장 쉽게 접근할 수 있는 것이 연필을 이용해서 스케치를 하는 것이다. 시간이 많이 허락되지 않는다면 크로키나 빠르게 그려 내는 것도 좋다. 그림 그리기 중에도 멀리 있는 것을 관찰하고 그리는 풍경화를 추천한다. 그리고 싶은 풍경이 있는 곳으로 향하자. 그 전에 미리 드로잉북과 연필 등 어릴 적 미술시간에 준비했던 것들을 챙겨 간다. 확 트인 공간에 자리를 잡고 그리고 싶은 대상을 천천히 관찰하자. 마찬가지로 시작 전에 안경을 벗고 간단히 눈 운동과 눈 마사지를 해 준다. 잘 보이지 않아도 상관없다. 그림은 특별한 경우가 아니라면 사진처럼 상세하게 묘사할 필요가 없다. 본인이 보이는 대로 화가의 시선으로 재탄생되는 과정을 거치기 때문에 본인에게 보이는 것을 표현하면 된다. 오히려 잘 안 보이면 세세한 부분을 과감하게 생략할 수 있어서 의도적으로 제외해야 할 부분이 자동으로 삭제되는 편리함도 있을 수 있다. 그림 그리기의 시작은 역시 큰 라인을 그리며 구도를 잡는 것부터 시작한다. 먼저 관찰을 하면서 시선을 멀리 던질 수 있고 사물을 포착한다. 그동안 수축되어 있던 수정체를 풀어 주기 위해서 자율신경계가 작동할 것이다. 처음에는 눈에 피로가 느껴지고 눈물이 날 수 있다. 이때는 잠시 눈물을 닦아주는 등 휴식을 잠시 취했다가 다시 반복한다. 어느 정도 윤곽을 잡고 드로잉북에 옮기기 시작하면 다시 시선을 가까운 거리로 옮겨 와 이완되었던 수정체는 가까운 곳의 상을 맺히게 하기 위해 수축을 시작한다. 그렇게 그림을 완성해 갈수록 멀리 있는 사물과 가까이 있는 드로잉북의 거리를 왔다갔다 하면서 수정체를 관장하는 신경과 근육을 풀어 준다. 게다가 먼 곳과 가까운 곳을 바라보며 구도를 잡기 위해서 여러 활동을 하기 때문에 공간감각을 키워 주는 데도 도움을 준다. 너무 안 보인다면 조금 더 가까운 곳에 자리를 이동하거나 다른 대상을 물색해 도전해 보자. 날씨가 좋은 날은 햇살이 강할 수 있으니 모자를 꼭 챙겨 직사광선을 피한다. 잠시 있는 것이 아니라 한동안은 한 자리에서 꾸준히 그려야 하기 때문에 빛을 피할 수 없기 때문이다. 그리고 사물이 빛에 반사되는 모습을 담기 위해서는 햇살을 등지고 자리를 잡는 것이 좋다. 시간이 지남에 따라 어느 정도 윤곽이 만들어지고 스케치가 완성되었을 것이다. 잘 됐던 못 됐던 상관이 없다. 목적은 그림을 그리는 취미를 즐기면서 시력 회복을 돕는 것이기 때문이다. 날씨가 좋다면 다행이지만 날씨가 좋지 않다면 카페 같은 곳에 들어가 창밖을 바라보며 그리자. 아무래도 실내에서 한정된 장소에서 그려야 하기 때문에 얼반 스케치용으로 준비하는 것이 좋다. 요즘 얼반 스케치도 많은 사람들이 즐기면서 필요한 사이즈로 만들어진 드로잉 용지와 도구들이 시중에 많이 나와 있으니 넓은 장소를 확보하기 어려운 경우에는 평소 즐겨 찾는 카페에서 짬시간을 이용해 그릴 수 있다. 펜이나 연필로 윤곽을 완성했다면 그것으로 마칠 수 있지만 색상을 추가하고 싶을 수 있다. 그림 그리기가 좋은 이유는 색상을 더 가까이 접할 수 있다는 것이다. 자연광에 비친 색상이 그대로 눈에 들어와 뇌를 자극하기 때문에 그와 유사한 또는 본인이 그리고자 하는 색상을 찾거나 만들어서 사용할 수 있다. 우리의 시세포는 모양을 인식하기도 하지만 색상을 인식하는 것 또한 커다란 역할이다. 색맹이라면 안타깝지만 색맹이 아니라면 꼭 도움이 될 것이다. 시력과 색상이 무슨 상관이냐라는 의문을 가질 수 있겠지만 큰 영향을 주는 것도 사실이다. 먼저 본인이 색맹인지 아닌지 확인할 수 있다. 어느 외화 에피소드에서 비행사를 꿈꾸었지만 본인이 색맹인지를 나중에 깨닫고 비행사가 될 수 없다는 사실에 괴로워하는 모습이 떠오른다. 그리고 어떤 색상이냐에 따라 잘 보이느냐 안 보이느냐의 차이가 있다. 이러한 것들을 그림 그리기를 하면서 직접 체험하게 될 것이다. 우리 몸은 완벽한 균형을 구현하지 않고 가지각색의 특징을 가지고 있다. 좌안과 우안도 마찬가지로 차이가 있다. 모양도 다르지만 시력이 다르다거나 색상의 인식하는 정도의 차이 등도 있다. 멀리 바라볼 때 왼쪽 눈과 오른쪽 눈을 번갈아 가며 감고 바라보며 어떤 차이가 있는지도 이 과정을 통해서 파악할 수 있다. 그리고 주로 사용하는 주안이 어느 쪽인지 알 수 있는 소중한 시간이 될 것이다. 그저 바라보는 것만으로 그치지 않고 실제 어떻게 보이는지 스케치하고 색을 칠함으로써 그저 무심하게 반응하던 자율신경과 뇌의 자각 능력이 더욱 세밀하고 정밀하게 작동하면서 본인도 모르는 사이에 활동영역을 넓히고 발달되고 있다. 그 반증으로 아마도 그림을 그리고 나서 쉬는 시간에 몰려오는 피로를 느낄 수 있을 것이다. 그림 그리기는 육체적인 움직임도 있지만 정신적인 활동 또한 활발해진다. 피곤하다면 쉬어가면서 무리하지 않고 하는 것이 좋다. 모든 것에 과유불급은 적용된다는 것을 잊지 말자. 시간이 지나면서 시력 회복도 기대할 수 있지만 게다가 그림실력까지 좋아지니 일석이조라고 하지 않을 수 없다. 나는 여행 이후로도 자주는 아니지만 여유가 생기면 가끔 그림을 그리는 좋은 취미가 생겨서 매우 만족하고 있다.

멍 때리기

멍 때리기는 잠시 생각에 잠겨 현재의 일에 집중하지 않고 딴 곳에 정신을 팔게 하는 것이다. 하지만 눈은 뜨고 있고 보고 있지 않은 것은 아니다. 단순하게 생각에 잠겨 있는 상태이다. 요즘은 이것이 유행이 되어 매년 정기 대회가 개최되기도 한다. 갑자기 왜 멍 때리기냐라는 말을 할 수 있는데 고정된 자세에서 한 곳에 시선을 집중하는 멍 때리기의 자세가 시력 회복에 도움이 되기 때문이다.

먼저 멍 때리기를 하기 위해 편안한 장소를 만든다. 오랫동안 앉아 있어야 하기에 다리가 저리지 않도록 그리고 바른 자세로 앉을 수 있는 상태가 되는 것이 중요하다. 주위는 어둡지 않도록 하고 햇살을 정면으로 바라보지 않은 상태에서 반사광이 많이 없는 곳이 좋다. 날씨가 좋다면 야외의 벤치나 돗자리나 캠핑의자를 들고 나가서 자리를 잡는다. 명상을 자주 하는 사람이라면 명상을 하는 자세에서 정면을 바라보고 눈을 뜨기만 하기 때문에 유리할 수 있다. 창가나 조금은 먼 곳을 볼 수 있는 곳이 최적의 장소다. 평소에 안경을 벗으면 보이지 않는 위치에 글씨가 써진 물체를 두거나 또는 먼 곳에 있는 물건을 자세히 바라본다. 그전에 마찬가지로 안경을 벗고 마사지를 하면서 간단히 눈을 풀어 주자. 준비가 되었다면 잘 보이지 않는 사물을 바라본다. 유심히 그리고 편하게 바라보기도 한다. 다른 곳에 시선을 줄 필요는 없다. 계속해서 정면에 위치하고 있는 사물을 꼼꼼하게 뜯어 본다. 글씨라면 글씨를 알아보기 위해서 눈에 힘도 줘 보고 힘을 빼고 긴장을 푼 상태에서도 바라본다. 눈을 살짝 뜨고 눈에 사물이 잘 맺히도록 하기도 해 보고 눈을 크게 뜨고 쳐다보기도 한다. 그러는 동안 생각이야 어떻든 간에 눈과 뇌는 끊임없이 사물을 인식하기 위해 분주하게 움직일 것이다. 눈이 힘이 들어 금세 피곤해질 수도 있고 눈물이 날 수도 있다. 눈을 계속 깜빡여 주며 눈이 건조해지지 않도록 해 주면서 계속 쳐다보면 보이지 않던 것이 서서히 보이기 시작한다. 너무 보이지 않는다면 조금 더 물체를 더 가까운 위치에 두거나 조금 더 다가가서 실시하자. 보일랑 말랑 하는 거리가 시작하기에 가장 좋은 거리다. 시간이 지나고 횟수가 반복될수록 자율신경계가 수축 또는 이완되어 있는 눈을 움직여 사물을 지각하기 위해서 끊임없이 작용할 것이다. 예민한 사람이라면 눈의 그런 움직임을 느낄 수 있을 것이다. 마치 카메라 초점이 맞았다가 안 맞았다가 하는 모습과 동일한 일이 눈앞에서 벌어질 것이다. 이렇게 보였다 보이지 않았다가 하는 현상을 즐기면서 시력이 점점 좋아지는 것을 체험해 보자. 단기간에 성공하리라는 기대는 하지 않기를 바란다. 어느 정도의 긴 시간이 필요하다. 눈이 나빠진 기간이 긴 사람이라면 그 기간도 더 길 것이고 최근에 시력이 나빠진 사람이라면 좀 더 빨리 회복을 느낄 수 있을 것이다. 멍 때리기가 익숙해지면 좀 심심할 수 있어 조금 변화를 주는 것도 요령이다. 스트레칭이 필요할 때 눈을 좌우상하로 천천히 움직이면서 정면에 있는 사물을 시야에서 잠시 벗어나게 했다가 다시 집중을 해 보기도 하면 눈 주변의 근육도 운동이 되고 눈과 뇌의 작용이 더 활발해짐을 알 수 있다. 다음에는 눈은 고정한 상태에서 고개만 좌우상하로 움직이면서 사물을 바라본다. 처음에는 조금씩만 움직이다가 목이 최대한 돌아가도록 스트레칭을 하면서 해 본다. 그만큼 눈과 뇌의 활동영역은 더 넓어진다. 이번에는 한쪽 눈을 감고 해 본다. 사람들은 사물을 바라볼 때 주로 사용하는 주안이 있는데 너무 주안에만 의존하다 보면 주안의 피로가 누적되어 시력의 차이를 야기할 수 있다. 이렇게 함으로써 양쪽 눈의 균형을 잡아 주기도 하고 양쪽 눈의 시력 차이가 있는 사람이라면 시력의 차이를 극복하는 데 도움을 준다. 하지만 한쪽 눈을 감고 하는 것은 오랫동안 지속하기에는 부담이 될 수 있어 오랫동안 해 보고 싶다면 한쪽 눈은 안대로 가린 상태에서 실시하여 한쪽 눈 가리기 운동과 동일한 방법으로 실시하는 것도 효과가 있다.

낚시

많은 사람들이 민물낚시와 바다낚시를 즐긴다. 요즘은 젊은 층에서도 낚시의 손맛을 즐기기 위해서 강과 바다를 찾는 사람들이 늘었다. 바다낚시의 경우에는 느긋하게 바라보고 있기가 어려우므로 바다낚시 말고 민물낚시의 경우다.

낚시를 하는 강가는 보통 자연과 가까운 곳이므로 공기의 성분이 조금 더 깨끗하다. 나는 가끔 낚시를 하면서 조용함도 좋지만 역시 자연의 깨끗함에 더 끌린다. 눈을 뜨고 오랫동안 접하게 되는 공기가 깨끗하면 눈의 자극이 줄어들어서 눈의 스트레스를 줄여 주는 데 도움이 된다. 좋은 공기를 마시면서 낚시를 하는 데 시력 개선에 도움이 되는 부분은 바로 기다림의 시간이다. 낚시찌를 포인트에 던져 놓고 멀리 떨어진 찌가 움직이는지를 확인하여 물고기의 반응을 살피게 된다. 그러면 눈은 자연히 한 곳을 향하게 된다. 가까운 곳도 아니고 그렇게 먼 곳도 아니다. 안경을 착용하고 있다면 눈 운동을 위해서 잠시 벗어 놓는다. 그리고 간단하게 눈 마사지를 하여 눈 주위의 혈액순환을 활성화시켜 주고 눈 운동을 통해서 눈 주위의 근육을 풀어 준다. 그런 다음 낚싯대의 중심에서 찌까지 몸과 방향이 일치되도록 앉는다. 그러면 손을 뻗을 수 있는 거리의 초점이 생기고 가장 멀리 있는 찌가 출렁이고 있는 곳에 초점이 생긴다. 마음을 가라앉히고 바른 자세로 먼저 낚싯대의 손잡이를 유심히 바라본다. 그리고 천천히 느리게 시선을 낚싯대의 끝으로 향한다. 낚싯대의 끝에서 낚싯줄을 따라 찌까지 직선을 그리면서 시선을 옮긴다. 찌까지 시선이 이동했다면 잠시 머문다. 이때 눈을 계속 뜨고 있지 않아도 된다. 평소와 같이 눈을 깜빡이면서 눈이 건조해지지 않도록 해 주는 것도 중요하다. 안구 건조증이 있다면 눈을 감았다가 조금 늦게 뜨면서 눈에 수분을 충분히 보급해 주면서 하면 된다. 낚시찌가 바람에 흔들릴 수 있고 강물의 흐름에도 흔들릴 수 있다. 가장 좋은 것은 물고기의 반응이겠지만 이때만큼은 단순한 찌의 움직임에 잠시 시선을 멈추었다가 다시 찌에서 낚싯대의 손잡이까지 돌아온다. 그리고 이 순서를 반복하면 된다. 낚시를 하면서 생각의 정리도 하고 시간이 날 때 이렇게 눈 운동을 해 줌으로써 시력 회복에도 도움이 되는 것이다. 낚시찌가 너무 잘 보이는 가까운 곳이라면 때로는 조금 더 멀리 포인트를 정해서 날려 보는 것도 약간의 변화를 줄 수 있다. 눈은 시선의 이동에 따라 사파리 눈처럼 가운데를 중심으로 눈이 모여 있는 상태에서 찌를 향해서 시선을 움직일수록 중심에서 벌어지며 안구가 위로 움직이게 된다. 다시 되돌아올 때는 이와 반대로 약간 벌어진 안구가 다시 중심을 향해서 좁아지게 되고 아래로 움직이게 된다. 이를 통해서 안구가 자연스럽게 상하좌우로 움직이며 운동을 하게 되고 가깝고 먼 물체를 보면서 수정체 등이 자연스럽게 움직이며 뇌에 신호를 주고받는다. 너무 무리해서 하지 말고 피로가 느껴진다면 쉬었다가 3~5회 반복해 준다. 좀 더 익숙해지면 낚싯대를 바라보는 속도를 조절하거나 눈은 고정한 생태에서 고개를 움직이는 등의 변화를 주어 눈의 움직임에 자극을 준다. 특히 낚시찌를 바라보는 시간이 많기에 유심히 바라보면서 낚시찌의 움직임을 조심스럽게 관찰한다. 낚시찌의 미세한 움직임을 따라 눈도 미세하게 움직임을 포착하기 위해서 상하좌우로 움직이고 낚시찌의 상이 눈에 잘 맺히도록 하기 위해서 자율신경계가 끊임없이 작동하게 될 것이다. 낚시찌를 중심으로 상하좌우로 또는 눈이 움직일 수 있는 사방팔방 그리고 원을 그리면서 시선처리를 해 준다. 여기서도 마찬가지로 잘 움직여지지 않는 방향이 있거나 눈의 근육이 아픈 곳이 있을 수 있다. 아픈 곳은 체크해 두었다가 나중에 눈 마사지와 눈 운동을 더 중점적으로 실시하여 근육을 발달시켜 주고 뭉친 곳을 풀어 준다. 어느 정도 익숙해지면 그 횟수를 늘려 눈의 근육이 자연스럽게 활동하도록 해 주고 원근감을 발달시켜 준다. 뜨거운 햇살이 내리쬐는 오후에 낚시를 할 때는 햇실을 등지고 앉는 것이 좋다. 그리고 빈드시 모자를 착용하여 직사광선이 눈에 닿지 않도록 주의한다. 그리고 강물에 반사되는 자외선 등이 눈에 자극을 주는 것을 줄이기 위해서 선글라스를 착용하여 눈을 보호해 준다.

시력 회복에 좋은 음식

시력 회복에 있어서 눈에 좋은 음식을 빼놓을 수 없다. 몸을 구성하는 것은 먹는 것에 달렸다는 말도 과언이 아니다. 가장 효과적으로 접근할 수 있는 방법이기도 하다. 그래서 눈에 좋다는 음식과 비타민을 챙겨 먹기 시작했다. 운동을 하더라도 영양이 받쳐 준다면 효과는 더욱 좋을 것이라는 생각으로 눈에 좋은 음식을 찾았다. 단연 눈에 들어온 것은 결명자였다. 결명자를 매일 식수를 마시듯이 마셨다. 결명자로 죽을 쑤어 먹는다는 말도 있어서 대신 밥을 지어 먹었는데 특유의 맛 때문에 지속적으로 하기는 힘이 들어 차로 마시는 것으로 만족했다. 눈에 좋은 야채로 당근을 즐겨 먹었다. 그리고 비타민이 풍부한 블루베리, 견과류, 고구마도 간식으로 자주 먹었다. 눈 건강에도 좋지만 맛이 좋아서 입도 즐거운 시간이었다.

결명자

결명자는 한약재료로 많은 질병을 다스리는 데 도움이 된다. 결명자는 한자 뜻 그대로 보면 눈을 밝혀 주는 씨앗이라고 한다. 말 그대로 눈을 맑고 총명하게 해 주는 효능을 가지고 있다. 『동의보감』에서 결명자는 청맹을 치료한다고 한다. 청맹은 흑맹이라고도 하며 외관상으로는 정상이지만 시력을 잃는 것을 말한다. 점차 눈이 잘 보이지 않게 되고 나중에는 밝고 어두운 것도 가려 볼 수 없게 되는 병증이다. 『동의보감』을 발췌하여 집필한 의문보감에서는 눈이 붉게 붓고 눈 주위가 짓무르는 증상 또는 바람을 맞으면 눈물이 나거나 빛을 보면 눈이 부신 눈부심 증상에 쓴다고 하고 본초강목에서는 간의 열풍으로 인해 눈이 충혈되며 눈물이 나는 것을 치료한다고 하니 안구증상에도 도움이 된다.

결명자에 관해 전해져 내려오는 이야기도 있다. 옛날 중국의 시골마을에 한 노인이 있었는데 젊은 시절부터 시력이 점점 나빠져 앞을 볼 수 없게 되었다. 그런데 어느 날 약초꾼이 찾아와 노인의 집 앞에 자라는 풀을 팔라고 제안했다. 노인은 그 풀이 귀한 약초임을 눈치채고 팔지 않고 직접 먹기로 했다. 가을이 다가오자 풀은 자라나 열매를 맺었다. 냄새를 맡아 보니 정신이 한결 맑아지는 것을 느끼고 노인은 열매를 물에 넣고 끓여 매일 차로 마시기 시작했다. 시간이 지나면서 노인의 눈은 서서히 밝아졌다. 노인은 기뻐하며 예전에 찾아왔던 약초꾼을 만나 있었던 일을 이야기하니 이 풀은 눈에 생긴 병을 치료하는 명약으로 물처럼 오래 마시면 시력이 좋아진다고 알려줬다. 약초의 이름은 결명자였다고 한다.

일반적으로 결명자를 볶은 후 차로 끓여 마시고 있지만 『동의보감』에서는 가루로 만들어 식후 미음으로 먹어 실명을 치료했고 수세비결에서는 환자에게 매번 식후에 죽을 쑤어 먹였다고 하니 다양한 방법으로 복용이 가능하다.

결명자가 눈에 좋은 효능을 가지고 있는 것은 바로 베타카로틴이 풍부하기도 하기 때문이다. 베타카로틴을 섭취하게 되면 몸에서 비타민A로 변환된다. 비타민A는 시력에 필수적인 영양소이므로 눈 영양을 보충해준다. 비타민A는 세포의 성장과 재생을 도와주며 피부와 점막을 건강하게 유지하는 데 중요하다. 특히 눈이 빛을 흡수하는 세포를 만드는 데 필요하다.

결명자는 안구 건강에 있어서 어떤 약보다도 우수한 작용을 하며 무엇보다도 특별한 부작용이 없어 장기간 복용하기에도 좋다. 그러나 『동의보감』에서 오래 먹으면 잠이 오지 않게 된다고 한다. 그러므로 불면증 환자는 섭취에 주의하는 것이 좋다. 이렇게 좋은 효능을 가지고 있음에도 대중에게 외면 받는 이유에는 결명자의 특유한 맛이 한몫하고 있다. 대체적으로 쓴맛을 보이는데 입맛에 맞지 않는 사람에게는 거부감이 들기 때문이다. 그럴 때는 쓴 약을 마신다는 생각으로 마시는 사람도 있겠지만 정 힘들다면 달콤한 것과 섞어 먹는 것도 한 방법이다.

최근에는 결명자의 유전체 정보를 해독하여 여러 방면으로 연구가 진행되고 있다니 앞으로 더 좋은 효능을 기대해 본다.

블루베리

블루베리는 항산화작용을 해 주는 건강음식으로 많이 알려졌다. 오래전부터 블루베리는 인디언들이 먹어 왔던 음식인데 타임지에서 선정한 10대 수퍼푸드로 미네랄과 비타민이 풍부하여 각광을 받았다. 블루베리의 성분 중에 안토시아닌은 포도의 30배가 될 정도로 많이 함유하고 있다. 안토시아닌은 블루베리의 대표영양소로 항산화작용이 우수하여 노화를 방지해 주고 인체 세포의 산화적 손상을 야기시키는 활성산소를 중화시켜 준다. 심장질환을 예방해 줄 뿐만 아니라 두뇌 건강을 개선하여 정신적 노화를 지연시켜 준다. 블루베리는 또한 인슐린과 포도당 대사를 개선시켜 주고 과격한 운동 후에 일어나는 근육의 손상을 완화시켜 주기도 하며 통증 및 근육기능 장애를 최소화해 준다. 블루베리를 주목하는 가장 큰 이유는 시력 회복 효과를 가지고 있기 때문이다. 블루베리가 함유하고 있는 안토시아닌은 시력을 보호하고 눈의 피로를 감소시켜 주며 노년에 자주 겪는 백내장이나 녹내장 예방에도 큰 효과를 보여 준다. 시력 저하는 여러 가지 원인으로 인해서 일어나지만 노화의 일환으로 자연스럽게 일어나는 현상인 만큼 항산화작용이 우수한 블루베리가 시력 회복에 탁월하다.

블루베리는 베타카로틴 또한 다량 함유하고 있다. 유명한 일본 안과의사도 베타카로틴이 많은 블루베리에 관심을 가지고 대중에 소개했고 일본 내에서 크게 인기를 얻은 후 국내에 전파되어 소비가 많이 늘었다. 블루베리는 한 번에 많이 먹는 것으로는 흡수가 효과적으로 이뤄지지 않으므로 많이 먹는 것보다 적당량을 장기간 복용하는 것이 좋다.

당근

눈 건강에 좋은 음식 하면 당근이라고 이미 널리 알려진 만큼 당근은 비타민A가 풍부하기로 유명한 야채 중 하나이다. 당근은 수퍼푸드 중 하나로 간 기능을 개선해 주고 해독작용에도 우수해 음식이나 주스 등으로 사람들에게 사랑받고 있다. 당근의 비타민C는 간세포의 기능을 활성화시켜 간세포의 재생을 도와주며 간의 피로회복에도 발군의 효과가 있다. 눈과 관련된 몸의 기관으로 가장 연관이 깊다고 보는 곳이 바로 간이다. 간이 활성화되고 건강해진다는 것은 해독작용이 우수해지는 것과 동시에 눈이 건강해지는 것을 의미한다.

당근은 혈액순환을 도와주어 손발이 차가운 증상을 완화시켜 주고 혈압을 낮추어 주는가 하면 고혈압에도 좋으며 항암효과가 있어 우리 몸에 생길 수 있는 암세포를 파괴하여 암을 예방한다. 눈 주변의 혈관 속까지 순환을 도와주어 눈의 활동을 더욱 활발하게 해 주고 눈 기능을 증진시켜 준다. 이외에도 피부탄력 등 노화를 방지하고 면역력을 높여 주기도 하고 식이섬유가 많아 포만감을 주어 다이어트에도 좋다.

당근을 먹을 때 보통 껍질을 벗기고 깨끗하게 알맹이만 먹는 경우가 많은데 당근의 껍질에는 눈에 좋은 성분인 베타카로틴이 주로 함유되어 있다. 그래서 당근 껍질을 벗기고 먹는 것은 베타카로틴은 빼고 먹는 것과 같으므로 당근을 먹을 때는 외부는 깨끗이 손질해서 최소한의 손질을 마친 후 먹는 것이 베타카로틴을 섭취하는 데 도움이 된다. 베타카로틴이 함유되어 있더라도 흡수가 되느냐는 또 다른 문제가 된다. 베타카로틴의 흡수율을 높이기 위해서는 그냥 생야채로 먹기보다 기름으로 조리해서 먹으면 흡수율이 더 높일 수 있으니 참고하자.

호두

호두는 견과류 중에서 영양소가 가장 풍부하다. 그리고 예로부터 딱딱한 껍질 속에 있는 알맹이가 마치 뇌의 모양을 하고 있어서 뇌와 연관된 음식으로 알려져 있다. 눈을 통해서 빛이 뇌로 전달이 되고 다시 반응을 하는데 신경의 역할은 아주 중요하다. 뇌신경에 좋은 음식이 바로 호두다. 『동의보감』에서 호두는 몸을 튼튼하게 하고 피부를 윤택하게 하며 머리털을 검게 하고 기혈을 보하고 하초 명문을 보한다고 한다. 한방에서 양기가 부족하면 시력이 감퇴하고 신경이 쇠약해진다고 보고 양기가 부족할 때는 단연 호두가 특효라고 소개하고 있다.

호두의 대표적인 효능으로는 뇌신경세포를 활성화하여 뇌의 노화를 줄여 주고 기억력 증진과 치매예방에 좋다. 호두는 불포화지방산이 풍부한데 뇌신경세포의 60%가 불포화지방산으로 구성되어 있어서 뇌의 활동을 촉진시켜 준다. 뇌의 노화를 늦춤으로써 시력감퇴의 원인인 노화를 줄여 시력 회복에 긍정적인 효과를 볼 수 있다. 호두에는 또 비타민E가 많은데 비타민E는 항산화작용에 관여하며 생식기능을 활성화시켜 주어 섹스 비타민이라고 불릴 정도로 생식기능에 중요한 역할을 하기도 한다. 호두가 영양이 풍부한 만큼 칼로리가 상당히 높다. 칼로리가 높기 때문에 많이 먹으면 당연히 살이 찌기 마련이므로 너무 많이 먹는 것은 오히려 좋지 않고 당뇨가 있는 사람이라면 혈당조절을 위해서 좀 더 주의해서 먹어야 한다.

고구마

고구마는 남녀노소 즐기는 간식 중에 하나다. 김치와 함께 먹으면 목이 막히지 않고 달콤하면서 매콤한 그리고 뜨거우면서 차가운 맛의 오묘한 조합을 느낄 수 있다. 그리고 동시에 시력 향상에 도움이 된다. 고구마는 비타민A와 비타민C가 풍부해 시력 건강에 도움을 주며 피로회복에도 좋은 비타민을 다양하게 가지고 있는 대표적인 알칼리성 식품으로 산성화되기 쉬운 몸을 중성화시켜 주는 효과까지 있다. 고구마는 식이섬유가 풍부해서 포만감을 주어 다이어트에 좋으며 변비해소에도 좋아 위장을 튼튼하게 해 주고 혈액순환을 원활히 해 주는 효능이 뛰어나다. 원활한 혈액순환으로 혈행이 잘되는 것이 우리 몸을 건강하게 유지하는데 기본이고 눈 주위의 혈액순환을 도와 눈 기능을 활성화하는 데 도움이 된다. 신체의 활성산소를 제거하는 동시에 건강을 향상시켜 주는 항산화 성분이 풍부하여 시력을 강화시켜 준다.

주요 미네랄이라고 할 수 있는 마그네슘이 들어 있어 스트레스 호르몬 방출을 조절해 주고 세로토닌과 같은 호르몬 생성에 도움이 된다. 그리고 신경기능을 활성화시켜 주어 시력 회복을 도와준다.

고구마는 종류에 따라 성분의 분포가 조금 다르다. 노란 고구마에는 베타카로틴이 풍부하고 자색 고구마에는 안토시아닌이 많이 들어 있어 취향대로 골라 먹을 수 있다. 시력 개선을 위해서는 베타카로틴이 많이 든 노란 고구마가 우수하지만 노화방지 등은 자색 고구마가 조금 더 유리하다.

여러 가지 요리법이 있지만 고구마는 껍질째 먹는 것이 좋다. 고구마 껍질에는 전분을 분해하는 효소가 함유되어 있어 함께 먹으면 소화가 잘 되고 가스발생을 줄여 준다. 그리고 플라보노이드 성분이 있어 혈관을 튼튼하게 강화해 주고 노화를 억제하는 역할을 한다. 그 외에도 각종 미네랄도 많이 분포하고 있어서 손질을 할 때에는 수세미 등으로 문지르지 말고 부드러운 스펀지나 손으로 살살 문질러 씻어 먹는 것이 영양손실을 줄이는 데 도움이 된다.

콜라겐

콜라겐 하면 흔히 피부에 좋은 성분으로 꿀피부를 원하는 여성들을 위한 화장품 재료로 많이 사용된다. 사실 눈에도 많은 도움을 주는 성분이다. 콜라겐은 눈을 구성하는 중요한 성분으로 특히 수정체가 자외선으로 인해 변형을 일으키게 되면 수정체가 혼탁해져 백내장을 일으킨다. 콜라겐의 충분한 보충은 자외선으로부터 눈을 보호해 주고 손상부위를 재생하는 데 도움을 준다. 콜라겐은 녹색 야채인 브로콜리, 시금치, 양배추 등에 많이 함유되어 있다. 식품뿐만 아니라 콜라겐 보충제를 통해서도 섭취할 수 있으며 선글라스나 모자를 통해 눈을 보호할 필요가 있지만 자체적 보호를 위해 콜라겐이 부족해지지 않도록 충분히 섭취해 주는 것이 좋다. 뿐만 아니라 안티에이징으로도 좋은 효과를 보이므로 평소에 챙겨 먹는 것을 추천한다.

충분한 수분 섭취

우리 몸의 대부분은 물로 이뤄져 있다. 그래서 수분이 부족해지면 각종 문제가 발생하고 과도한 부족은 목숨을 앗아가기도 한다. 평소에 수분이 부족하지 않도록 수시로 물을 마셔 보충해 주고 몸에서 노폐물이 잘 빠져나갈 수 있는 환경을 만들어 주어야 한다.

눈에 안 좋은 증상 중 하나가 안구 건조증이다. 눈에 공급되는 수분이 부족한 것이므로 수분이 충분히 전달될 수 있도록 해야 한다. 요즘 다이어트를 하면서 살을 빼야지 물을 빼는 사람들이 있는데 잘못된 다이어트 습관은 건강을 망칠 수 있으므로 바르게 다이어트를 하는 것이 좋다. 우리 몸이 대부분 물로 이뤄진 것을 감안하면 수분을 섭취하지 않아서 몸무게가 줄어든 것은 살을 뺀 것이 아니라 물을 뺀 것임을 명심해야 한다. 살을 빼기 위해서는 몸에 축적된 에너지원인 지방을 태움으로써 이뤄지는 것이다. 근육 생성이 동반되어서 근육이 칼로리를 소모하게 되어 점차적인 체중감량이 이뤄지는 것이 정석이다. 건강을 위해 하는 다이어트가 오히려 독이 될 수 있다. 특히 수분이 많이 빠져나가면 눈과 몸 전체에 영향을 줄 수 있다. 물은 눈의 구성성분이면서 윤활유 역할을 해 주는데 윤활유를 제거하는 행동임을 명심해야 한다.

평소에 나는 눈 운동과 맨몸운동을 즐겨 하면서 목이 마르면 바로 물을 섭취할 수 있도록 항상 물병을 들고 다녔다. 목이 마를 때마다 물을 자주 마셨더니 확실히 눈이 예전보다 촉촉해져 침침함이나 뻑뻑함이 많이 완화된 것을 느낄 수 있었다.

눈물샘 청소하기

　충분한 물 섭취를 통해서 수분을 보충하였다면 물이 몸에서 원활히 역할을 수행할 수 있도록 해 주어야 한다. 눈에는 윤활유 역할을 하는 수분을 분비하는 곳이 눈물샘이다. 눈물샘이 막히면 수분공급이 중단되어 안구 건조가 심해지고 눈에 자극이 증가할 뿐만 아니라 먼지 등 각종 이물질들을 눈물로 씻어 주어야 하는데 눈물이 제대로 분비되지 않게 되면 눈은 무방비 상태가 되어 상태가 악화된다. 그래서 주기적으로 눈물샘이 막히지 않도록 청소를 해 주어야 한다.

　방법은 간단하다. 먼저 휴지를 준비한다. 그리고 슬픈 이야기를 다루는 책이나 영상을 보는 것이다. 눈물을 쏙 빼는 데 전문적인 예술가들이 우리들을 자연스럽게 슬픈 상황에 있는 주인공과 공감하게 해 줄 것이다. 요즘은 유튜브나 인터넷에 슬픈 영상을 검색만 해도 간단하게 취향대로 골라서 시청할 수 있다. 이렇게 슬픔을 감지한 우리 몸은 콧등이 찡해지면서 눈물과 콧물을 짜내기 시작할 것이다. 그럼 미리 준비해 두었던 휴지로 잘 닦아 주면 된다. 이때 눈과의 접촉은 피하고 눈과 코에서 흘러 나온 것만 닦아 낸다. 눈과 너무 가깝게 닦게 되면 휴지의 화학성분이나 먼지들이 들어갈 수 있기 때문에 눈물이 충분히 흐르도록 놔두고 흘러내리는 것만 닦아 준다. 너무 과도하게 몰입하지 말고 적당히 슬픈 감정을 느끼며 작품을 감상한다. 이렇게 한바탕 눈물과 콧물을 쏟아낸 후에 흐르는 물에 세안을 해서 깨끗이 마무리한다. 어떤가? 기분도 풀리고 눈물샘도 뻥 뚫린 기분이 들 것이다. 어릴 적 감성적일 때에는 잘 울었지만 성인이 되면서 자연스럽게 횟수는 감소한다. 감정이 말라 가기도 하고 여자보다 남자가 눈물을 흘리는 것이 사회적으로 터부시되어 더 심할 것이다. 결과적으로 눈물샘이 건조할 가능성이 높으므로 이렇게 눈물을 흘리는 방법은 건조해진 눈물샘이 원활히 작동할 수 있도록 뚫어주는 데 아주 유용하며 기분전환과 함께 스트레스 해소에도 도움이 된다.

눈물의 98%는 물이 차지하고 있지만 나머지 2%에는 다양한 성분이 들어 있다. 그중 라이소자임이라는 성분은 살균작용을 하여 눈의 위생을 관리해 준다. 눈물은 또 우리의 감정과 기분에 따라 그 성분이 달라진다. 기쁠 때는 포도당이 함유되어 있어 단맛이 강하고 화가 나거나 분노할 때는 짠맛이 진하다. 슬플 때는 산성성분이 많아져 신맛이 난다. 이렇게 슬픔으로 눈물을 흘림으로써 눈을 살균해 주는 동시에 가공식품이나 패스트푸드 등을 자주 섭취하는 현대인의 식생활로 산성화된 눈을 중화시켜주는 데 도움이 된다. 눈물은 이처럼 눈을 보호하기 위해서 다양한 역할을 하는 만큼 충분한 수분섭취와 함께 눈물샘이 막히지 않도록 잘 관리해 주어야 한다.

음주량을 줄이다

　『동의보감』에 의하면 눈이 간과 밀접한 관계가 있음을 말해 주고 있어 곰곰이 생각을 해 보니 술을 많이 마신 날이나 숙취가 심한 날에는 눈이 굉장히 피곤했다. 많이 마시면 취하고 눈앞이 어지러워지기도 한다. 심하면 안구통증이 오기도 했다. 평소에는 별로 신경을 쓰지 않다가 문득 간과 알코올의 연관관계가 떠올라 그냥 두고 볼 수 없었다. 이번 여행을 하는 동안까지는 솔직히 기회가 될 때 술을 마음껏 마셨다. 맥주, 와인, 럼, 위스키 그리고 스피릿에 이르기까지 다양하게 마셔 댔지만 그 빈도는 평소 사회생활을 하면서 마신 것보다는 훨씬 적었다. 시력을 좀 더 많이 회복하고 싶은 마음에 금주를 실시했다. 많이 마셔도 소주 한 잔 정도만 마시고 나머지는 물이나 음료수를 마셨다. 술을 거의 마시지 않으니 두통이나 눈이 빠질 듯한 통증이 자연스레 없어졌고 숙취로 인해서 끙끙거리며 하루 종일 자리에 누워서 시간을 보내는 일도 없어졌다. 덕분에 간은 간대로 보호할 수 있었고 눈 운동을 빼먹지 않으니 눈 상태가 더욱 좋아졌다.

가보르패치 게임

틈틈이 가보르패치로 눈을 훈련하는 책으로 눈 운동을 했다. 시력 개선을 위해 서점을 기웃거리다가 발견한 일본책이 국내에 소개되어 있었다. 효과는 알 수 없지만 지푸라기라도 잡는 심정으로 도전했다. 플러스가 될지 언정 마이너스가 될 일은 아니라는 판단에서였다. 이미 오래 전에 캔자스 대학과 캘리포니아 대학 등 유명 대학에서 가보르패치를 이용한 훈련을 통해서 시력 개선연구를 실시하였고 근시와 노안이었던 실험자들의 시력이 개선된 결과를 확인했다. 가보르패치는 홀로그램의 원리를 발견한 헝가리 출신 데니스 가보르 박사에 의해 고안된 것이다. 사실 가보르패치는 시력강화를 위한 목적이 아니라 전자현미경의 성능향상을 위한 것이었다. 전자현미경으로 더 잘 볼 수 있도록 해 주니 눈도 잘 볼 수 있도록 해 줄 것이 아닌가란 호기심에서 시작되었으리라 생각해 본다. 실제로도 실험에서 좋은 결과가 있었다고 하니 틀린 말은 아닌 것 같다. 가보르패치를 활용하여 매일 눈 운동을 할 수 있도록 편집되어 있어서 게임처럼 즐길 수 있어 쉽게 접할 수 있다. 첫날은 큼직한 크기와 단순한 모양의 가보르패치를 찾아내는 것부터 시작해서 날이 지날수록 더 작고 복잡해진 가보르패치를 찾아내는 단순한 그림찾기 게임이다. 그림을 찾기 위해서 시선을 분주하게 움직이면서 가보르패치가 동일한 모양인지 아닌지 눈과 뇌를 자극시킨다. 짬을 내서 가보르패치 찾기 게임을 하는 동안만큼은 평소 스마트폰을 들여다보고 있었을 시간을 대체할 수 있고 눈은 전자기기로부터 멀어지면서 자연히 눈과 뇌를 훈련시키는 좋은 방법이다. 곰곰이 생각해 보면 알겠지만 가보르패치의 효과보다는 눈을 움직이게 하는 게임 자체가 눈 운동의 흥미를 일깨워주고 꾸준히 할 수 있도록 동기부여를 해 주는 것이므로 가보르패치에 집중하기보다 눈 운동에 집중해야 할 것으로 보인다. 나도 책에서 제시한 플랜대로 꾸준히 하면서 처음에는 가보르패치가 주는 의미를 찾기 위해서 노력했지만 그런 생각이 더 강하게 들었다. 눈 운동을 하지 않는 사람이라면 모를까 눈 운동을 매일 하고 있고 원거리를 보는 눈 운동에 집중하기 위해서 한 달 과정을 한 번 끝낸 후로 결국 보지 않게 되었다.

독서대 활용

　눈이 나쁜데 안경을 끼지 않으면 역시 작은 글씨를 보는 것이 어렵다. 아무래도 독서를 즐기는 사람들은 흔히 의문이 들 수 있다. 안경을 끼지 않고 생활하면 책은 어떻게 읽을 수 있느냐고 불평을 할지 모른다. 과연 안경을 벗고 생활하면서 책을 읽지 않았겠는가. 책을 좋아하는 일인으로서 부지런히 책을 읽었다. 오히려 여유가 생겨서 더 많은 책을 읽었다. 처음에는 안경 없이 책을 읽기가 어려웠다. 책을 읽을 때 바른 자세에 대해서는 수없이 들었을 것이다. 허리를 펴고 책상에 앉아 책은 눈에서 30cm 거리를 두고 읽는 것이 그것이다. 여기서 바르게 앉아서 읽는 것은 맞지만 30cm 자를 들고 한번 측정해 보자. 정말 가까운 거리다. 흔히 컴퓨터 모니터를 바라보면서도 30cm보다 멀리서 업무를 하고 있다. 하지만 안경을 벗으면 더 가까이에서 읽을 수밖에 없다. 지하철에서 장시간 앉아서 목적지로 가고 있는 동안 책을 읽던 것이 생각난다. 무릎 위에 올려놓은 책의 글씨가 보이지 않아서 잠시 동안은 책을 들고 읽었지만 책의 무게에 점점 팔이 아파서 다시 무릎 위에 올려 놓고 이번에는 고개를 푹 숙여서 읽기 시작했다. 그러면 잠시 후에 고개가 아파서 책을 들어 올리는 고난의 연속이었다. 하지만 눈 운동을 꾸준히 한 덕분에 지금은 무릎에 올려놓은 채 고개를 푹 숙이지 않고도 볼 수 있게 되어서 행복하다. 이와 같은 경우는 이동하는 경우이지만 책상에서 책을 읽을 때 도움이 되는 방법을 소개하겠다. 바로 학생들이 공부할 때 많이 사용하는 독서대를 활용하는 것이다. 평소 잘 보이던 때의 자세를 기억하자. 자세는 그대로 둔 상태로 책과 눈의 거리를 줄이면서 책을 읽을 수 있는 거리를 만들어 주는 것이다. 의자의 높이와 독서대의 높이를 잘 조절해서 본인이 안경을 벗고 읽을 수 있는 최적의 상태로 만들어 두면 책을 읽고 싶을 때마다 세팅해 둔 곳에서 책을 읽으면 된다. 이때 책을 읽기 위해서 고개를 움직이기보다 눈을 움직이도록 노력한다. 특히 편하게 보려고 고개가 푹 숙여지거나 자세가 흐트러지지 않는지 살피는 것을 잊어서는 안 된다. 잘 알다시피 삐뚤어진 자세에서는 쉽게 피로해지고 심하면 통증을 유발할 수 있다. 바르게 시행하게 된다면 책을 읽을 수 있을 뿐만 아니라 눈 운동과 초점운동이 저절로 되어 시력 회복에 도움이 된다. 편하게 읽을 수 있는 상태가 되었다면 읽던 책은 항상 독서대에 끼워 두고 동일한 장소에서 바로 다시 읽을 수 있도록 세팅해 두었다가 다시 읽던 곳을 읽고 새로운 책이 있으면 그 자리에서 바꿔서 읽었다. 편안한 자세가 완성되었다면 이제 독서대의 높이가 아니라 눈과 책의 거리를 천천히 멀리 이동을 시켜 본다. 먼저 책을 읽을 수 있던 위치에 테이프 등을 이용해서 기준점을 표시해 놓는다. 시작한 날짜도 기록해 둔다면 앞으로의 지표로도 사용할 수 있다. 처음부터 욕심을 내지 말고 예전보다 선명하게 보인다는 느낌이 들면 조금씩 눈에서 멀어지도록 움직여 보자. 일정 단위로 천천히 움직이다가 다시 읽을 수 있는 위치에서 멈춘다. 보이지 않는다면 다시 앞으로 조금 당겨 가면서 적정한 거리를 확보한다. 그리고 테이핑을 하면서 그날의 날짜를 기록해 보자. 거리가 줄어들면 정신을 바짝 차리고 거리가 늘어나면서 느끼는 기쁨을 만끽해 보

자. 앞으로의 시력 회복을 위한 큰 원동력이 될 것이다.

　독서대를 통해서 독서가 쉬워지면 눈 운동 독서도 쉽게 할 수 있다. 책을 많이 읽어서 눈이 나빠지는 사람들이 많은데 무슨 소리냐고 할 수도 있을 것이다. 하지만 그것은 과도한 독서와 잘못된 독서습관에서 오는 악영향의 효과가 크다. 잘못된 자세나 꾸부정한 자세 등을 지속하거나 어두운 곳에서 오랫동안 보는 것으로도 시력은 저하된다. 그러므로 바르게 독서하면서 눈을 개선하려면 요령이 필요하다. 독서대에 책을 세팅했다면 바른 자세로 앉고 책을 바라본다. 눈 운동 독서를 할 때는 평소와는 다르게 읽을 내용의 글자를 눈으로 읽되 고개는 움직이지 않는다. 눈의 움직임으로 눈 운동을 해 주는 것이다. 천천히도 읽어 보고 조금 빨리 읽어 보기도 한다. 속도가 너무 빨라 내용이 머리에 들어오지 않는다면 다시 읽기를 반복한다. 이렇게 독서를 함으로써 저절로 눈 운동이 되는 동시에 뇌활동도 활발해져 지식 습득과 함께 두뇌개발에도 효과적이다. 실제로도 효과가 본 것이 공인중개사 자격증 시험이었다. 공인중개사 시험은 5과목으로 나눠져 있으며 실질적으로는 6과목을 공부해야 한다. 1차, 2차로 구분되어 있어서 1차에서 2과목을 준비해야 하고 2차에서 4과목을 치르게 된다. 최근 공인중개사 시험의 난이도가 상향됨에 따라 예전과는 다르게 수준이 높아져 짧은 기간 공부하고 합격하는 조기합격이 쉽지 않게 되었다. 공인중개사 시험을 중년의 수능시험이라고 표현할 정도로 많은 사람이 응시하고 있어 어떤 시험장은 응시 접수가 조기에 종료되고 온라인 접수 대기 시간이 생길 정도로 인기가 많다. 부동산 경기의 급상승과 더불어 흥미를 가지게 되어 도전했는데 시기가 애매했다. 시험을 불과 3달도 남기지 않은 시점에서 응시를 하고 시험공부에 돌입했다. 주문한 교재가 도착하자마자 평소 세팅해 둔 독서대에 교재를 올려놓고 인터넷 동영상 강의를 보면서 수업을 듣고 복습했다. 집중해서 공부한 덕분에 짧은 기간이었음에도 불구하고 1차는 바로 합격했다. 하지만 2차는 아쉽게도 5문제 차이로 떨어졌다. 공부가 부족했다기보다 시험에 대한 정보 및 전략이 부족해서 떨어졌다. 2차는 전략을 수정해서 접근한 덕분에 난이도가 더 올라갔지만 준비한 기간이 길었던 만큼 고득점으로 합격할 수 있었다. 시험을 준비하는 동안 안경은 당연히 착용하지 않았고 독서대와 컴퓨터 모니터를 적정 위치에 배열하여 사용하였다. 컴퓨터 모니터는 블루라이트를 차단하고 밝기를 조정해 눈에 주는 영향을 최소화했다. 안경을 끼지 않았기 때문에 선명하게 보이지 않아 집중력이 떨어질 수도 있을 것이라는 추측도 했지만 기우였다. 집중과 휴식을 통해서 눈에 주는 부담을 최소화했고 국가고시인 공인중개사 시험도 합격하면서 두 가지를 얻었다. 첫 번째는 공인중개사 자격증이고 두 번째는 시력 회복과 공부 집중도에 대한 불안을 극복한 것이다. 공부를 할 때 안경을 착용하지 않으면 흐리게 보이는 것이 불편하고 귀찮아서 그렇지 공부에 대한 집중도가 저해되는 것은 아니라는 것을 몸소 체험할 수 있었다. 집중도가 떨어졌다면 아마도 중년에 접어들면서 노화와 한동안 시험공부를 하지 않아 습관이 몸에 배지 않은 것이 주 원인일 것이다.

조선시대 왕의 시력관리법

시력을 관리하기 위해서 수시로 잘 보이는지 안 보이는지 지표를 활용한 것이 새삼스러운 것은 아니다. 조선시대에도 시력 검사표가 만들어지기 전부터 시력관리를 위해서 스스로 시력을 확인해왔다. 바로 영조의 어필각석에서 확인할 수 있다. 어필각석이란 돌에 새긴 왕의 글씨다. 영조는 글을 많이 남긴 왕 중의 한 명이다. 그중 영조가 남긴 어필각석 중에 눈에 띄는 것이 있다. 늙은이가 눈을 시험하다라는 어제어필이다. 65세에 영조는 시력을 확인하기 위해 글을 썼었다.

앞면에는 "늙은이가 눈을 시험하다."라고 썼다. 그리고 후면에는 "삼황오제 이후에 하나라는 458년, 은나라는 640년, 주나라는 874년, 한나라는 469년, 당나라는 290년, 송나라는 320년, 황조(명나라)는 283년이다. 진, 진, 남북조, 수, 오계는 어찌 계산을 하겠는가. 우리나라는 단군과 성인이신 기자 이후에 신라 992년, 고구려 705년, 백제 678년, 전조(고려) 475년, 우리 조선은 지금 나라를 세운 지 367년이다. 아! 대단하도다. 우리나라는 하나라 이후로 열두 번째로 오늘 정오 이각에 계산하다. 황명 기원 승정후 세 번째 무인년(1758년) 음력 10월 19일 밤에 광명대 아래서 65세 된 늙은이가 직접 써서 안력을 시험하다."라는 내용이 담겨 있다.

그리고 6년 후에도 시력을 확인하기 위해 글을 남겼다. 바로 어필벼루다. 벼루 뒷면에는 임금이 태어나서 70대가 되기까지 겪은 일생의 주요한 8개의 사건을 어필로 기록하고 있다.

　벼루의 뒷면에는 "71세 노년의 시력을 시험하기 위해서 연표를 쓰다." 라고 기록했다. 이렇게 조선시대 왕가에서도 눈의 중요성을 알기에 일정 기간을 두고 글을 쓰고 이를 알아볼 수 있는지를 확인하면서 스스로 시력 관리를 해 온 것이다.

시력 0.5로 회복하다

    코로나로 인해서 병원에 가고 있지 않았는데 시골로 내려왔더니 그나마 코로나가 진정되어 있었다. 시골 장터의 할머니들도 마스크를 끼고 장사를 하고 있을 정도로 철저하게 안전 수칙을 잘 지키고 있는 것이 그 이유인 듯했다. 나는 코로나가 아니라 다래끼 증상이 생겼는데 좀처럼 없어지지 않아서 안과로 향했다. 겸사겸사 시력이 얼마나 변화했는지도 궁금하기도 했다. 처음에는 불편함이 있었는데 약국에서 약을 사 먹고 불편함도 줄어들고 충혈도 완화되고 있어서 곧 없어질 것이라고 생각하고 있었는데 작은 충혈부위가 도무지 사리질 생각이 없었다. 눈은 아무렇지도 않지만 눈 아랫부분의 충혈과 만져지는 것이 있어서 안과로 향하게 된 이유였다. 안과에는 의외로 사람이 많았다. 대합실에 앉아서 순번을 기다리는데 그 전에 시력 측정을 해 주었다. 눈 충혈 증상과 다래끼 증상으로 인해서 눈의 컨디션이 좋은 편은 아니었다. 먼저 안경점에서 흔히 볼 수 있는 측정 장비에 눈을 확인한 후에 녹색 불빛이 나오면서 바람이 불어오는 측정 장비로 안압을 측정했다. 측정을 마치고 드디어 줄이 그어진 곳에 서서 눈을 번갈아 가리며 시력 검사표를 바라보고 간호사가 가리키는 숫자를 읽었다. 시력 0.6에서 시작했는데 0.6의 숫자가 잘 보이지 않고 시력 0.5의 숫자는 읽어 낼 수 있었다. 나중에 시력을 확인해 보니 왼쪽과 오른쪽 시력이 모두 0.5가 나왔다. 신기한 것은 지금으로부터 약 10년 전의 시력이 나와 있었는데 당시 시력이 0.2였다는 것이다. 그 당시 시력이 0.2에서 0.3을 왔다갔다 한 것으로 기억이 난다. 유럽 자전거 여행을 떠나기 전의 시력이 0.1이었으니 0.2에서 0.1정도가 떨어진 것이 10년에 걸친 것이라 생각하면 안정적이라는 생각이 들기도 했다. 동시에 '시력이 더 좋아질 수 있었을 텐데'라는 아쉬움도 컸다. 여행 후에 0.3으로 시력이 올랐기에 편안하게 결과를 분석할 수 있었다. 아니었다면 시력에 대한 걱정이 컸을 것이다. 하지만 이번 검사 결과에서는 0.3에서 0.5로 시력이 좋아진 것이다. 수치만으로 따지고 보면 0.1에서 거의 5배나 시력이 좋아진 것이었다. 안과에서 눈 충혈에 대한 약을 받아 들고 나왔지만 더 이상 고민은 되지 않았다. 시력이 좋아졌다는 사실만이 머릿속에 가득했고 유난히 내리쬐는 오후 선글라스를 끼며 기쁨을 만끽하며 걸었다. 이번 결과를 통해서도 시력이 좋아질 수 있다는 것을 다시 한번 알 수 있어서 너무 기뻤다. 눈 운동을 하고 나서부터 시력이 더 좋아져서 그런지 모르겠지만 안경 없이 보는 세상이 더 아름답다는 생각이 문득 들었다. 안경을 벗기 시작했을 때는 2차선 도로 건너편의 간판도 보지 못했는데 지금은 8차선 도로 건너편의 간판도 거뜬히 볼 수 있게 되었다.

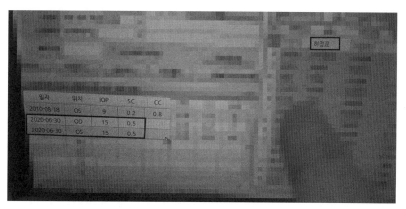

비문증

시력이 좋아진 것은 좋았지만 그와 동시에 이상한 증상이 생겼다. 바로 눈앞에 이상한 것이 떠다니는 것이었다. 눈을 감으면 사라졌다가 눈을 뜨면 눈앞에 거미줄인지 투명한 낚싯줄 같은 것이 꼬여 있는 모양을 하고 있었다. 마치 벌레가 기어다니는 듯하기도 하고 멀리 떨어져 있거나 작은 물체를 볼 때 시야를 방해했다. 눈을 감았다가 눈을 뜨면 천천히 흘러내리듯이 아래로 움직이다가 눈을 깜빡이면 다시 원위치로 돌아와 흘러내리기를 반복해서 귀찮아졌다. 시력이 나쁠 때는 전혀 보이지 않았던 것이어서 원래 있었던 것인지 아니면 최근에 생긴 것인지 알 수 없었다. 밝은 곳에서는 더욱 선명하게 보이고 조금 어두운 곳으로 가면 희미해지거나 보이지 않았다. 단지 이 증상을 비문증이라는 것을 알 수 있었다. 비문증은 흔히 노인에게서 일어나는 노화현상의 일종이다. 눈의 유리체가 노화를 겪게 되고 수분과 섬유질로 분리되면서 유리체 액화 현상이 일어나게 된다. 이때 빛이 온전히 투과해야 하기 때문에 투명하게 유지되어야 할 유리체 내에 혼탁물질이 발생하면서 망막에 그림자를 만들게 되어 눈에 보이게 되는 것이다. 비문증은 검은 점, 떠다니는 거미줄, 그림자 등 다양한 형태로도 나타나며 고도근시를 가지고 있는 사람은 유리체 액화 현상이 조기에 발생하여 비문증을 겪을 확률이 높다. 그 외에도 당뇨망막병증, 후유리체박리, 망막 열공, 백내장 수술, 유리체 출혈 등으로도 비문증이 발생할 수 있다. 그 형체가 마치 날파리가 날아다니는 모양을 하고 있어 날파리증이라고도 한다. 또 다른 비문증의 증상으로는 눈을 뜨거나 감았을 때 눈앞에서 불빛이 번쩍거리기도 한다. 그래서 불이 번쩍인다 하여 광시증이라고도 한다. 유리체가 수축하고 망막이 당겨지면서 발생하는 증상이다. 비문증이 있으면 안과 검진을 통해서 치료가 필요한 경우에는 치료를 진행하면 되지만 일반적으로 노화의 일종이므로 그대로 받아들여야 한다. 받아들인다는 것은 스트레스를 받지 않도록 심리적인 안정을 찾는 것을 의미한다. 없어지지 않고 평생 함께 해야 할 운명이기 때문에 피할 수 없다면 즐기라고 하듯이 보이지만 신경을 끄고 개의치 않고 생활하는 것이 최선의 방법이다. 너무 밝은 곳에서 선명하게 보이니 조금 조도를 낮추어 비문증이 희미해지게 하는 것도 요령이 될 수 있다. 눈을 뜨면 보이고 시선을 옮길 때마다 쫓아다니는 것을 무시하는 것은 결코 싶지 않지만 시간이 지나면 비문증이 있구나란 느낌으로 지내게 된다. 실제로 가끔 초집중을 하게 되면 주변이 안 보이게 되고 비문증마저도 안 보인다. 심리적인 요인도 크게 작용한다는 것을 알 수 있으므로 마음을 잘 다스려야 한다. 그보다는 유리체 내부가 더 혼탁해져서 비문증이 악화되지 않도록 하는 것이 더 효과적이고 중요하다. 눈을 혹사하지 않고 눈 운동과 충분한 영양과 휴식을 통해서 회복을 꾀하는 것이 현명하다고 볼 수 있다. 그리고 더 깊이 생각해 볼 것이 비문증이 유리체 내부의 혼탁에 의한 것이라면 내부순환을 통해서 혼탁함을 야기하는 성분이 배출되어 제거되기를 기대해 보는 것도 좋아 보인다. 혈액순환을 통해서 산소와 영양이 공급되고 노폐물은 배출하는 것처럼 원활한 내부순환을 도모하여 혼탁한 성분을 배출하는 것이다. 이 원리를 이용해 균형 잡힌 운동과 식사를 꾸준히 하면 비문중의 악화를 방지하고 조금씩 해소할 수 있으리라 기대해 본다.

핀홀안경

시력 회복을 위해서 생각을 해 보면 핀홀안경이 떠오르는 사람들이 있을 것이다. 한때 시력 향상을 위한 방법으로 돌풍을 일으켰던 제품이다. 핀홀안경은 옛날부터 있었는데 갑자기 광고를 통해서 새로운 붐을 타고 각종 제품들이 쏟아져 나왔다. 나는 핀홀안경이 나왔을 때 초기에 사용해 본 적이 있었다. 일본에 갔다가 우연히 한 개를 구매해서 왔는데 지금처럼 그렇게 깔끔한 디자인은 아니었다. 마치 잠자리 눈처럼 핀홀이 가득한 플라스틱 안경이었다. 눈을 회복하고 싶은 생각으로 쉬는 시간이나 휴일에는 안경을 대신해서 열심히 착용했다. 핀홀안경을 껴 보면 알겠지만 홀이 있는 부분은 마치 망원경으로 바라보는 것처럼 보이고 홀과 홀 사이가 막힌 부분은 홀과 홀이 포개져서 희미하게 보인다. 확실히 핀홀로 보면 평소 보이지 않던 글자나 사물들이 더 선명하게 보인다. 핀홀안경이 아니라도 손가락을 둥글게 말아 크기를 조절하며 작은 구멍 사이로 바라보면 보이는 것과 같은 효과다. 하지만 잘 보이는 것은 핀홀안경을 착용했을 때뿐이었다. 핀홀안경을 벗으면 평소와 같이 안 보였지만 꾸준히 쓰면 효과가 있을 것이라고 생각하고 퇴근 후 쉬는 시간이나 주말에 착용하고 시간을 보냈는데 어느 날 너무 오래 봤는지 착용 환경에 문제가 있었는지 갑자기 눈에 심한 통증이 왔다. 시력을 회복하려다가 눈이 망가지지 않을까 걱정이 되어 당분간 핀홀안경을 끼지 않았는데 그때부터 핀홀안경을 안 끼게 되었다. 작심삼일이라는 의지부족도 있었지만 두통을 경험하고서 착용이 꺼려진 것이다. 꽤 열심히 핀홀안경을 꼈지만 짧은 기간이었는지 특별한 효과를 보지는 못했다. 그리고 다시 시력 회복에 도전하면서 지난 경험을 바탕으로 자료를 찾아보았는데 핀홀안경의 특별한 효과는 찾을 수 없었다. 핀홀안경에 대한 한 전문가의 설명을 보면 서로 다른 방향에 뚫린 핀홀을 보기 위해서 눈을 움직이지 않으면 효과가 없다는 영상도 있었다. 안과 의사나 안경사에게 물어보아도 핀홀안경은 일시적으로 착용했을 때 빛의 작용에 의해서 잘 보일 뿐이지 벗으면 안 보이는 것이라고 잘라 말했다. 게다가 병원이나 안경점에서는 핀홀안경을 판매하고 있지 않았다. 그렇다면 그냥 앞에서 일본 의사가 얘기한 것처럼 핀홀안경을 통해서 눈 운동을 하면 되는 것이 아닌가란 결론에 도달했다. 한 가지 생각해 볼 것은 만약 눈의 통증이 없었다면 안경 의존도를 줄이는 데 도움이 된다는 것이다. 핀홀안경을 이용하면 착용하던 안경을 벗고 휴식을 취할 수 있고 끼고 있는 동안은 잘 보이기 때문에 간단한 읽을 거리를 볼 수 있었다. 하지만 이때 주의해야 할 것은 아무래도 망원경을 들여다보는 것처럼 보이기에 거리감이 떨어진다. 그 때문에 움직일 때나 야외에서 사용할 때는 각별한 주의가 필요하다. 핀홀안경에 대해서 알아보면서 예전의 통증은 어두운 환경에서 핀홀안경을 착용한 것이 원인이었을 것으로 추정한다. 안 그래도 핀홀안경으로 빛의 양이 많이 줄어드는데 어두운 방구석에서 텔레비전을 보거나 했던 것이 기억에 남았다. 이번에는 눈에 대한 지식으로 무장하고 적절한 핀홀안경의 사용을 시도했다. 먼저 핀홀안경을 구매했다. 핀홀안경의 종류도 다양한데 구멍이 5개가 뚫린 것이 있고 예전 일본에서 구매했던 것과 같은 많은 홀이 뚫려 있는 것이 있었다. 핀홀안경의 5개의 구멍을 통해서 눈 운동을 하기에는 용도가 제한적이었다. 평소 하고 있는 눈 운동으로 충분히 할 수 있는 환경이 조성되어 있었기 때문에 눈을 휴식시키면서도 시야를 확보할 수 있는 잠자리 눈처럼 생긴 핀홀안경을 구매했다. 사실 구매 전에 두꺼운 종이를 이용해서 직접 만들어도 보았다. 5개 구멍의 핀홀안경은 쉽게 만들 수 있었지만 구멍의 굵기와 간격을 일정하게 유지하기 어려웠고 안경처럼 눈앞에 고정하기가 쉽지 않아 일회용 DIY만들기로 끝났다. 5개도 쉽지 않은데 잠자리 눈처럼 여러 개의 구멍은 도전할 엄두도 나지 않았고 구매하는 것이 훨씬 편리한 방법이었다. 다시 손에 넣은 핀홀안경을 항상 손이 닿는 곳에 두고 조금 안 보인다 싶으면 착용하기 시작했다. 맨눈으로 보고 있다가 눈의 컨디션이 떨어져서 눈이 침침하거나 흐리게 보이는 날에는 핀홀안경을 착용했다. 그렇다고 핀홀안경을 착용한다고 해서 만능은 아니다. 거리감도 없어지고 홀과 홀이 겹치는 부분은 흐릿하게 보이는 부분이 있어 무슨 작업을 하면서 착용하기에는 적합하지 않았다. 단순하게 신문을 읽거나 텔레비전을 시청하는 정도나 동영상을 보는 정도에 적합했다. 두통이 생기지 않도록 핀홀안경을 착용하기 전에는 주위를 밝게 유지하는 것도 잊지 않았다. 사실 핀홀안경이 극적인 시력 회복효과를 가지고 있다고는 보기 어렵지만 안경에 대한 의존도를 줄이는 데는 큰 효과를 가져온다. 예전보다는 시력이 더 좋아진 상태에서 착용하게 되어 가끔 눈 상태가 안 좋을 때나 눈을 자극하기 위해서 착용하는 정도가 되었다. 핀홀안경을 착용하게 되면 정상적으로 들어오던 빛이 작은 구멍을 통과하게 되면서 회절현상이 일어나게 된다고 한다. 이 현상으로 인해서 빛이 더 눈 깊숙이 들어가게 되고 근시의 경우 망막 앞에서 초점이 맞춰지는 것을 더 멀리 초점이 만들어지게 하여 망막 가까이에서 상이 맺히면서 더 잘 보인다.

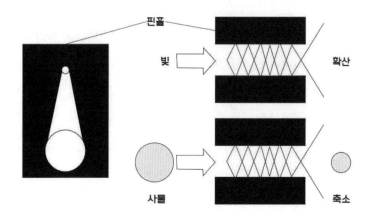

평소에 초점이 잘 안 맞는 상태가 지속되었기 때문에 초점이 더 뒤로 보내져 망막에 제대로 상이 맺히는 자극을 주는 것이다. 눈의 기능이 향상되어 초점이 제대로 맞게 되면 더 잘 보이게 된다는 것을 확인할 수 있고 앞으로 이렇게 핀홀안경을 착용한 것처럼 잘 보이도록 노력하고자 하는 목표를 정할 수 있다. 사람은 목표 없이 지내게 되면 의지가 약해진다. 반면에 목표가 정해지면 강한 의지를 보이며 목표를 달성하기 위해서 꾸준히 노력하는 존재가 된다. 안경 없이도 잘 보고 싶다는 의지가 생기게 된다. 그러므로 핀홀안경은 다양한 순기능을 가지고 있다고 볼 수 있다.

앞서 살펴 본 빛이 전달되는 과정에서 홍채가 이와 유사한 작용을 하게 된다. 보통 각막에서 굴절을 하고 홍채에서는 조리개처럼 빛의 양을 조절한다고만 알고 있다. 하지만 핀홀안경의 원리를 생각하면 눈에서 굴절에 관여하는 것은 홍채를 포함해서 생각보다 더 복잡한 관계가 있을 것으로 추정된다. 애초에 핀홀안경의 아이디어도 홍채에서 얻었는지도 모른다.

눈으로 줄타기

여러 가지 시도를 하면서 눈의 움직임을 느낄 수 있었고 눈의 움직임이 정상적으로 되어야 시야를 제대로 확보할 수 있음을 알 수 있었다. 눈운동과 초점운동으로 많은 운동이 되지만 가능한 한 눈에 좋은 운동을 추가하여 시력을 빨리 올리고 싶은 생각이 들었다. 그래서 찾은 것이 눈으로 줄타기다. 눈으로 줄을 타는 것은 말 그대로 줄을 이용하는데 줄을 타듯이 줄 위를 시선으로 타는 것이다. 먼저 준비물로 1미터 정도의 실이 필요하다. 실은 시선 높이보다 낮은 높이에서 묶거나 묶을 곳이 없다면 테이프로 붙여서 한쪽 끝을 고정해 준다. 이번에는 반대편 끝을 잡고 팽팽하게 줄을 잡아당긴 후에 손에 잡힌 줄의 끝을 두 눈 가운데에 위치시킨다. 제대로 된 설치를 했다면 두 눈은 살짝 경사를 타고 내려가는 실을 바라보고 있을 것이다. 편한 자세로 눈앞에 있는 실의 끝을 바라본다. 두 눈이 중앙으로 모이면서 양쪽에서 실을 바라보기 때문에 한 개의 실이 브이 형태로 보일 것이다. 그런 다음 차츰 시선은 실을 타고 반대편 실이 연결되어 있는 곳으로 향한다. 처음 브이 형태였던 실은 교차를 하면서 엑스 형태로 보이게 된다. 엑스 형태는 시선이 반대편 실이 연결된 곳까지 이어지다가 마지막에는 브이의 뒤집어진 형태로 도착하게 된다. 반대편에 도착했다면 이번에는 반대로 연결된 곳에서 눈앞에 놓인 실의 끝으로 다시 되돌아온다. 그리고 10회 정도 동작을 반복해 준다. 반복을 하면서 속도조절을 적당히 하여 빠르게도 해 보고 천천히도 해 보면서 변화를 주어 눈의 움직임이 활발해지도록 해 준다. 이때도 마찬가지로 눈은 평소처럼 깜빡여 준다. 눈 운동을 할 때는 눈꺼풀의 움직임이 느려질 수 있으므로 일부러라도 자주 깜빡여 준다. 눈의 움직임은 양쪽의 눈이 중앙으로 모였다가 반대편으로 이동할수록 눈은 정면을 향하게 된다. 평소 눈 운동을 하는 것과 유사한 움직임이지만 줄이 있어서 더 확실한 가이드라인이 생긴 것이다. 그리고 움직임과 시선의 변화를 더 쉽게 감지할 수 있다. 두 눈이 중앙에서 실을 균형을 잡고 바라볼 수 있도록 하면서 좁은 공간에서도 눈 운동을 하는 동시에 눈 초점운동도 가능하다.

촛불 바라보기

　가끔 밤에 향초를 켜면서 촛불 바라보기를 했다. 명상이나 수련을 할 때 많이 사용하는 것으로 마음의 안정을 가져오면서 눈 전반적으로 빛을 쬐어 줄 수 있는 방법이다. 촛불은 화재의 원인이 될 수 있으므로 항상 주의가 필요하다. 안전한 장소에서 촛불을 켜고 주위가 어두워지도록 형광등은 끈다. 편하게 바라볼 수 있도록 촛불은 시선보다 아래에 위치시킨다. 촛불에서 1미터 이상 떨어진 위치에서 편하게 앉는다. 그리고 천천히 호흡을 하면서 촛불을 바라보면 되는데 촛불을 바라보며 멍 때리기라고 생각하면 된다. 어두운 곳이기 때문에 눈의 홍채는 자율신경계의 명령에 따라 크게 확대되어 빛을 받아들일 준비를 한다. 촛불 밝기를 1미터 거리에서 1럭스라고 한다. 촛불의 밝기를 조명의 밝기로 치면 1럭스이므로 직접 바라보더라도 눈에 큰 부담을 주지 않는 밝기다. 그렇다고 어두운 곳에서 빛을 보는 것이므로 자주 하지는 않았다. 어두운 곳에서 오랫동안의 눈 활동은 오히려 독이 될 수 있기 때문이다. 촛불을 바라보면서 홍채가 확장되어 동공이 열리면서 망막에 있는 세포들이 빛을 전반적으로 수용할 수 있게끔 해 준다. 촛불 끝을 바라보면 뜨거운 중앙은 노란색으로 보이고 바깥쪽으로 나오면 살짝 붉은색을 띤다. 촛불을 바라보면서 촛불 끝을 유심히 바라본다. 촛불이 마치 살아 있는 것처럼 공기의 흐름에 몸을 맡기고 하늘하늘 움직이기도 하고 촛불이 타 들어가면서 끊임없이 불을 내뿜는다. 바라보고 있으면 향기도 좋고 마음이 차분해지는 것이 편안해지는 느낌이 든다. 시선은 편하게 바라보기도 했다가 촛불의 끝의 움직임을 주시하면서 촛불을 시선으로 온전히 감상한다. 감상은 5분에서 10분 정도 실시해 준다.

찢어진 눈을 만들면 잘 보이는 현상

양쪽 눈 옆에 손바닥을 대고 잡아당기면 선명하게 보이는 경험을 할 수 있을 것이다. 처음에는 혹시 시력 회복에 도움이 되지 않을까 자료를 찾아보았지만 별다른 소득이 없었다. 옆으로 당기고 있어야 해서 표정도 이상하지만 얼굴 피부가 옆으로 처질 것 같아서 계속 당기지는 않았다. 먼저 찢어진 눈이 되도록 당기면 눈꺼풀이 좁아지는 것을 보고 핀홀과 같은 효과가 있지 않을까란 생각도 들었다. 아무래도 평소 뜬 눈보다 훨씬 좁은 공간이 만들어지면 일시적인 효과를 만드는 것이라고 생각도 해 보았지만 그렇다고 할 만한 성과가 없었다. 그리고 눈이 바라보는 방향에 따라 잘 보이고 그렇지 않기도 한다. 나의 경우에는 오른쪽에서 위로 째려보았을 때 더 선명하게 보인다. 하지만 눈을 옆으로 당긴다고 그 정도의 눈의 위치 변화는 어려웠다. 대신 찢어진 눈으로 만들면 얼굴 근육과 눈꺼풀이 당겨지면서 안구가 뒤쪽으로 눌리게 되는 현상에 집중했다. 단순하게 잘 보이는 것이 아니라 사물의 위치가 평소의 위치와 조금 바뀌게 된다. 좌우에서 당기는 힘의 차이로 인하여 눈의 불균형이 발생했을 수도 있다. 무작정 눈을 옆으로 당긴다고 잘 보이는 것도 아니다. 하지만 힘과 방향을 잘 조절하면 핀홀안경을 통해서 보이는 정도로 잘 보이게 되는데 안구가 안으로 들어가면서 잘 보이는 것은 아닌가란 생각이 들었다. 그래서 옆에서 얼굴을 당기는 것이 아니라 눈꺼풀 위에서 손가락으로 안구를 살짝 눌러 보면 더 잘 보이기도 한다. 눈 다이어트의 필요성을 제기했듯이 눈의 후면에서의 압박에 의해 안구가 영향을 받아 시야를 흐리게 하는 복시 등을 동반할 수 있는데 안구를 뒤로 밀어 넣음으로써 일시적으로 시력이 잘 보이게 되는 것이다. 하지만 안구를 직접적으로 자극하는 것 또한 눈 건강에 좋지 않다. 그렇다면 눈이 잘 보이게 하려면 안구가 안쪽으로 들어갈 수 있도록 하면 시력을 회복할 수 있다는 결론이 나온다. 게다가 힘을 주어서 눈을 꼭 감았다가 뜨자마자 보면 조금 더 잘 보였다가 다시 희미하게 보이게 되고 인상을 써 가며 눈에 힘을 주면 잘 보이게 된다. 이때 눈꺼풀과 안면 근육에 의해 각막이 눌리게 되고 안구가 안으로 밀려 들어갔다가 일시적으로 잘 보이게 되는 것이라고 생각하면 상기의 결론의 신빙성을 더해 준다. 얼핏 보면 시력 회복을 위한 또 다른 제품으로 드림렌즈의 원리가 아닌가란 생각을 할 수 있다. 시력이 나빠지는 하나의 이유로 각막이 두꺼워져 안구가 길어지는 증상이다. 내외부적인 요인으로 둥글게 형체를 유지해야 하는 안구가 길어지는 것이다. 이 증상으로 인해서 초점거리가 망막에 닿지 못하고 더 가까운 곳에 맺히게 되어 근시가 발생한다. 이때 드림렌즈가 각막의 중심을 압박해 줌으로써 각막이 두꺼워져 일어나는 초점방해를 완화해 준다.

　이러한 원리를 감안하여 안구를 안쪽으로 넣을 수 있다면 시력 회복에 큰 도움이 될 것이라는 생각이 강하게 들었다. 그 방법이 문제인데 눈 다이어트 이외에도 눈 찜질팩이 떠올랐다. 눈에 큰 부담을 주지 않으면서도 눈의 피로를 풀어 주고 조금씩 안구를 안으로 들어가게 한다면 효과가 있지 않을까 생각해 보았다. 눈 찜질은 눈 주변을 온열로 데워 혈액순환을 활성화시켜 주고 피로를 풀어 주는 동시에 눈의 지방을 태우는 데 도움을 준다. 또 눈을 적당히 압박해 주는 효과를 기대할 수 있어서 눈 마사지와 더불어 눈 찜질을 즐겨 할 수 있었다.

눈은 다른 신체부위에 비해 뼈로 연결되어 있지 않고 위치나 방향에 따라 큰 영향을 받는다. 눈의 정렬이 흐트러지면 바르게 보는 데 지장을 준다. 이와 연관하여 잠을 청할 때도 주의가 필요하다. 우리는 상당시간을 잠을 자는데 사용하고 있다. 바른 자세로 누워 자면 눈이 중력에 의해 안쪽으로 들어갈 것을 기대할 수 있지만 옆으로 또는 엎드린 자세로 잔다면 반대로 눈이 앞으로 나오거나 옆으로 치우치게 될 가능성이 커진다. 엎드리거나 옆으로 누운 자세가 지속되면 체형에도 이상이 발생할지도 모른다. 나는 특히 학생 때나 공부를 할 때 피곤하면 습관적으로 책상에 엎드려 잠을 자는 시간이 많았다. 안 그래도 책상에 코를 박고 책을 보는 시간이 많았는데 눈이 바닥을 향하는 자세로 오랫동안 시간을 보냈다. 이러한 행동이 학창시절을 거치고 오랫동안 지속되면서 시력에 많이 영향을 받은 것은 아닌지 의문이 든다. 학생 신분을 졸업하고 시력이 안정적으로 변한 것도 무관하지는 않아 보인다. 그래서 앉으나 서나 누우나 바른 자세에 대한 고민을 하게 되었다. 잠시 그러는 것은 몰라서 오랫동안 안 좋은 자세를 취했다고 판단이 되면 스트레칭을 하면서 자세를 고치려고 노력했다.

시력 검사표

    시력을 확인하기 위해서 일반적으로 시력 검사표를 통해서 확인하게 된다. 병원이나 안경점에 가게 되면 시력을 확인하고 또 안경을 착용한 후에 교정 시력을 확인하기 위한 절차 중 하나다. 시력 검사표는 조선왕조 헌종 9년인 1843년 독일인 안과 의사인 퀴흘러에 의해서 만들어졌다. 그만큼 현재의 시력 검사표는 오래전에 만들어져 정밀한 시력의 기준이 되기에는 무리가 있지만 간단한 검사용으로서 수치화하는 데 활용할 수 있다. 퀴흘러도 시력 검사의 표준화의 필요성에 따라 읽기 차트를 만들어 활용한 것이 시력 검사표의 시작이다. 1862년 네덜란드의 안과 의사 스넬렌이 분수 형태를 기반으로 최초의 시력차트를 출판하였고 20/20의 시표를 표준으로 정했다. 미국이나 영국에서는 정상시력을 20/20으로 하고 있으며 우리가 알고 있는 정상시력 1.0을 말한다. 1888년 란돌트는 한쪽이 끊어진 링 모양을 도입하여 글자를 모르는 사람이나 어린이도 사용할 수 있도록 하여 그의 이름을 딴 란돌트 고리가 1909년 국제표준이 되었다. 요즘 시력 검사표는 란돌트 고리를 포함하여 문자, 숫자, 그림들도 함께 표시하여 사용하고 있다. 우리나라 최초의 시력 검사표는 1951년에 들어오면서 한천석 시력표가 만들어졌고 진용한 시력표가 발명되면서 검사거리는 4미터로 정해지고 시력단위도 0.1에서부터 2.0까지 시력을 측정하게 되었다. 참고로 시력이 1.0 이상 넘어가게 되는 경우를 정상시력으로 판단을 하지 2.0이라고 시력이 1.0보다 두 배가 좋다는 것을 의미하지 않는다. 시력 검사표의 최하시력은 0.1이고 최고시력은 2.0이다. 실제로는 0.1이하의 시력이 존재하고 2.0이상의 시력도 존재하지만 현재의 시력 검사표로는 측정이 불가하다. 대략적으로 0.1의 글씨가 보이지 않는다거나 2.0의 글씨가 잘 보인다는 것으로 정상시력에 비해 좋고 나쁘다는 정도의 수치를 표시할 뿐이다. 시력 검사표의 원리로 측정하려면 0.1의 글씨보다 훨씬 큰 글씨가 필요할 것이고 또는 2.0보다 더 작은 글씨나 더 먼 거리에서 측정하는 추가적인 테스트를 해야겠지만 효율성이 떨어진다. 현재의 시력 검사표는 단순 수치화와 확인을 위해 표준화시킨 것이기 때문에 정밀한 검사를 위해서는 병원을 방문하여 확인하는 것이 좋다. 이외에도 최근에는 셀프로 시력을 측정할 수 있는 장비들도 만들어져 보급되고 있다. 보건소나 공공시설에도 설치된 곳이 있으므로 방문할 기회가 있으면 수시로 본인의 시력을 체크하여 관리하는 것이 좋다.

시력 1.0이 되다

한강에서 자전거를 타고 다니며 눈 운동을 즐기고 있을 때였다. 우연히 무료로 셀프 시력 검사를 할 수 있는 장비가 있는 곳을 알게 되었다. 란돌트 고리를 이용한 장비로 양쪽 눈을 개별적으로 측정할 수 있는 장비였다. 거리가 꽤 있었지만 운동 삼아 다녀오기로 결심했다. 햇살이 뜨겁게 내리쬐는 날씨라 선글라스를 끼고 길을 나섰다. 한강 자전거 도로를 달린 후 빠지고 나서도 한참을 달려서 도착한 곳에는 코로나로 인해서 그런지 방문객이 별로 없었다. 다행히 장비 앞은 사람들이 없었고 마치 내가 오기를 기다리고 있었던 것처럼 덩그러니 자리잡고 있었다. 시력이 과연 어떻게 변했는지 궁금하기도 해서 살짝 긴장됐다. 자리에 앉아 사용설명서를 간단히 확인했다. 접안대에 얼굴을 대고 스타트를 하면 란돌트 고리가 열린 방향으로 방향 레버를 움직여 주면 된다. 작동을 시작하니 자동으로 한쪽은 꺼진 상태가 되고 한쪽만 불빛이 켜지면서 시력 검사표처럼 란돌트 고리가 차례차례 규격과 방향을 달리하여 보인다. 그러면 차례로 방향 레버를 조작했다. 한쪽이 끝나고 동일한 방법으로 반대쪽도 마저 검사했다. 검사가 끝나자 외부에 표시된 디스플레이를 통해서 측정된 시력 값을 보여 준다. 잠시 집중을 한 탓인지 숫자를 확인하는데 조금 멈칫했다. 1.0이 표시되어 있었기 때문이다. 기적과도 같은 일이었다. 시력이 좋아지는 것은 정말 힘든 일임에도 꾸준히 개선을 해 왔고 최고 기록이 만들어진 것이다. 양쪽 다 좋은 시력이 나왔으면 좋겠지만 평소에 시력이 좋았던 왼쪽이 1.0이었고 시력이 나쁜 편이었던 오른쪽은 0.6으로 표시되어 있었다. 혹시 몰라 다시 한번 측정해 보았다. 왼쪽은 다시 1.0이 나온 반면 오른쪽은 약간 떨어진 0.4로 표시되었다. 그동안 포기하지 않고 꾸준한 시력 개선 훈련이 좋은 성과를 이룬 것 같아 뛸 듯이 기뻤다. 꿈의 시력인 1.0을 확인한 것이다. 자전거 여행을 떠나기 전 시력이 0.1이었음을 다시 한번 되뇌어 보면 1.0이라는 엄청난 결과였다. 0.1에서 0.3으로 그리고 0.3에서 0.5로 상승한 시력이 이번 검사에서는 1.0에 도달한 것이었다. 짝눈이 여전히 남아 있어서 0.5까지는 오른쪽 눈도 함께 성장을 해왔지만 부동시가 생기게 되었다. 양쪽 시력에 차이가 발생한 것은 어쩔 수 없었지만 그 기쁨은 말로 표현할 수 없었다. 검사 결과를 확인하고 나오는 순간 태양은 너무나 눈부셨다. 바로 선글라스를 착용해 눈을 보호하면서 한강으로 나와 시력 회복의 즐거움을 만끽하며 페달을 밟았다.

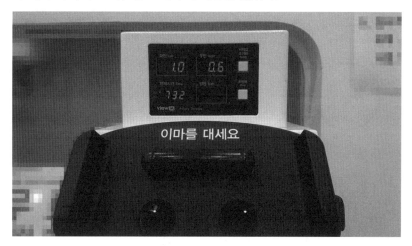

시력의 변화 과정

　처음 시력 회복에 도전하면서 안경을 벗으면 2차선 도로 건너편의 간판도 제대로 보지 못했던 눈의 시야가 안경을 벗고 생활하면서 눈 운동을 성실하게 실시한 결과 점점 밝아지기 시작했다. 꾸준한 노력과 인내의 결과였다. 그동안 눈 운동을 하면서 겪었던 일들을 뒤돌아보면 눈앞에 펼쳐진 세상이 안개 속에서 점점 모습을 드러내는 듯한 느낌이었다.

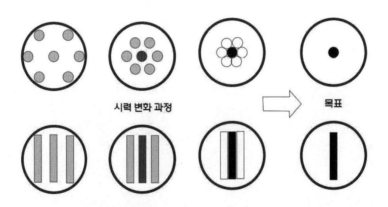

시력 변화 과정　　　　　　　목표

　직접 체험한 바로 안경을 갓 벗은 상태에서는 그냥 뿌옇고 아무것도 보이지 않는 것처럼 느껴지지만 시간이 지나면 흐리게만 보였던 형체들이 모습을 드러낸다. 처음에는 여러 개로 사방으로 퍼져 보이다가 그 퍼진 형체가 초점을 맞추듯 중앙을 향해 모이는 과정을 거치면서 마침내 형체를 알아볼 수 있게 된다. 오랫동안 안경을 착용하면서 빛의 굴절에 간섭이 생긴 것이다. 시력 변화 과정을 단시간에 할 수 있는 방법은 없다. 하루 3분, 5분 만에 좋아지는 기적 같은 일은 눈에 대한 연구가 더 진행되고 치료제가 나오는 먼 미래에서나 가능할 것이다. 현재까지 하루 3분, 5분 만에 안경을 벗을 정도로 시력이 좋아졌다는 사람을 본 적이 없다는 것이 그 사실을 증명해 준다.

하지만 성실하게 시력 개선을 위해서 노력하게 되면 이와 같은 과정을 거치게 될 것이다. 특히 눈 초점운동을 하면서 확실히 체험하게 되는데 시간이 지남에 따라 점점 잘 보이는 기쁨은 체험한 사람만이 알 수 있다. 한 가지는 확실히 보장할 수 있다. 그 기분은 정말 끝내 준다.

스트레스 극복하기

　사람마다 스트레스의 강도는 다양하다. 안경을 벗으면 시력은 제각각임에도 불구하고 하나같이 아무것도 보이지 않는다고 말한다. 하지만 아무것도 보이지 않는다면 실명했다고 봐야 하는데 사실은 그렇지 않다. 눈앞의 시야가 뿌옇게 보여 잘 보이지 않는 것을 '보이지 않는다'라고 표현하는 것이다. 이처럼 조금만 흐려져도 보이지 않는다고 하는 사람이 있는 반면에 정말 인식이 어려워야 보이지 않는다고 하는 사람이 있다. 전자가 후자보다 스트레스가 더 크게 다가올 것이다. 시력에 대한 스트레스는 당장에 보이지 않아서 안경을 착용해야 하는 상황도 있지만 앞으로 시력이 더 나빠질 것이라는 걱정에 불안해진다.

　이러한 악순환에서 빠져나오기 위해서는 안경 의존도를 줄여야 한다. 안경을 착용하는 것은 마치 중독과 같다. 안경이 없으면 생활이 불편해지기 때문에 항상 안경을 착용하다 보면 안경이 신체 일부가 된 것처럼 안경 중독에 빠진다. 중독이라고 일컬을 만큼 너무 강력해서 쉽게 안경을 벗을 수 없다. 하지만 극복해야 한다. 그리고 눈에 좋은 습관을 키우고 눈에 나쁜 습관을 줄여 시력 회복에 대한 체험을 함으로써 그 악순환에서 벗어날 수 있다.

　이를 실천하기 위해서는 먼저 내가 과거에 그랬듯이 시력은 절대 좋아질 수 없다라는 고정관념을 버려야 한다. 시력이 좋아지지 않는 이유를 분석하고 좋아지도록 노력을 하면 된다. 말은 간단하지만 실천의지가 뒷받침되어야 한다. 단시간에 이뤄지는 것이 아니라 장거리 마라톤을 하듯이 꾸준히 노력해야 한다. 눈에 나쁜 습관이 많은 사람들은 그동안 눈에 안 좋은 영향을 많이 받은 만큼 더 부지런해야 한다. 그리고 환경까지 신경을 쓰기 위해서는 자기관찰도 멈추어서는 안 된다. 이를 통해서 눈에 안 좋은 습관을 발견했다면 고칠 수 있는 부분은 바로 고쳐서 실생활에 적용시켜 더 시력이 나빠지는 것을 막아야 할 것이다. 자연스럽게 눈에 대한 걱정보다 눈 관리에 집중하게 되면서 심리적으로도 긍정적인 효과를 볼 수 있다.

또 문제는 주변 사람들이다. 시력은 절대 좋아질 수 없다는 신봉자들이 끼어 들거나 태클을 걸지도 모른다. 혼자라면 모를까 주변에서 그런 소리를 하며 방해를 하면 의지가 흔들리고 좌절을 맛볼 수 있다. 하지만 중요한 것은 나를 포함해 곳곳에서 시력을 회복한 사례가 있다는 사실이다. 이러한 사람들은 본인들이 시력 개선을 하지 못했기 때문에 남들도 못할 것이라고 생각하고 있거나 의도적인 방해꾼들이다. 심지어 안과 의사나 안경사들 중에도 시력을 회복한 사실은 부정하고 시력은 절대 좋아질 수 없다고 믿고 있는 사람들이 많다. 주변의 시선이 걱정될 때는 우선 혼자만의 훈련처럼 시작하여 시력이 개선되기를 기다렸다가 어느 정도 수준에 도달하게 되면 본격적으로 도전하는 것도 하나의 방법이 될 수 있다. 그때는 오히려 시력이 좋아졌다고 큰소리로 자랑할 수 있을 것이다.

여기서도 인식의 차이는 있을 수 있다. 시력이 조금 좋아지는 것을 시력 회복이라고 말하는 사람이 있는 반면에 정상시력 1.0 이상이 되어야 시력 회복이라고 주장하는 것이다. 나는 전자에 해당하므로 착오가 없길

바란다. 시력 개선을 통해서 더 나은 시력을 향해서 도전하고 있는 입장이다. 시력이 한 순간에 마법처럼 1.0이 되어 깨끗하게 보이면 좋겠지만 그것은 거의 불가능한 일이다. 그런 환상은 버리고 현재의 시력에서 더 나빠지지 않고 더 나아지기 위해서 노력하는 것이 훨씬 현실적이고 스트레스를 적게 받는 방법이다.

그러나 독자들은 운이 좋다. 적어도 내가 직접 체험한 시력 개선을 위한 노하우를 알게 되었으니 말이다. 주변의 방해를 극복하고 꾸준히 실천한다면 흐렸던 시야가 점점 선명해지는 체험을 하게 될 것이다. 덤으로 시력에 대한 스트레스는 한결 가벼워질 것이다. 직접 체험한 것만큼 확실한것은 없기 때문이다.

유튜브 영상 조회수 34만 회 달성

    수술 없이 시력이 회복된 것을 기뻐하며 이를 함께 나누기 위해서 영상을 만들어 유튜브에 올렸다. 그동안 중점적으로 해 왔던 눈 운동과 눈 관리를 어설프지만 테마별로 정리해 보았다. 시력 회복을 위한 노력을 하면서 겪었던 현상이라든가 사소하지만 챙겨 했던 눈 관리에 대한 내용이었다. 초반에는 일반 영상과 같이 조회수가 저조했고 평소와 다름없는 조회수를 보였다. 하지만 시간이 지나면서 엄청난 조회수가 기록되었다. 하루가 다르게 늘어나는 조회수가 날아올랐고 조회수는 34만 회에 달했다. 당시에는 국토종주 도보여행을 하고 있을 때였기 때문에 사실 조회수가 급격히 오르고 있다는 사실을 바로 알 수 없었다. 시간이 지나고 유튜브를 확인하는데 분석 데이터의 그래프가 수직을 그리고 있는 것을 보고 깜짝 놀랐다. 여행 중이었고 시골로 갈수록 시청자들의 질문에 답변도 제대로 못해 주었다. 도보여행 도중에 짬짬이 시간을 내어 답변을 올리면서 여행을 마치고 돌아와 본격적으로 시청자들과 소통할 수 있었다. 시력 회복을 향한 사람들의 열망을 알 수 있었다. 시력 회복을 통해서 눈도 좋아지고 유튜브 영상 조회수도 폭발하고 좋은 일이 많이 생겼다. 유튜브를 하면서 전자기기를 더 많이 접하게 되는 불편함도 있었지만 눈 관리를 습관적으로 할 수 있게 되었다. 유튜브를 시작하기는 쉬워도 유지하는 것이 어려운 만큼 눈 운동을 꾸준히 하면서 눈 관련 영상을 올림으로써 지치기 쉬운 시력 개선훈련을 지속하는 데 많은 도움이 되었다. 그리고 이 영상 하나로 유튜브 수익창출 조건도 달성했다. 평소 운동 영상 등을 올렸는데 반응이 시원찮았지만 시력 회복을 통해서 수익 인증을 받아 처음으로 수익을 출금하기도 했다. 언제가 될지 모르겠지만 앞으로 유튜브가 성장하면 또 다른 도전으로 몽골에 가서 드넓은 자연을 체험하면서 시력 개선을 해 보고 싶다는 생각도 해 보았다. 과연 몽골인들은 어떤 환경의 영향을 받아 일반적인 2.0 시력을 뛰어넘어 6.0 등 초인같이 시력이 좋아지게 되는지 제대로 알게 되는 기회가 될 것 같다. 여행을 좋아하여 몽골이 여행 목적지가 되면 작은 실천은 이뤄질 것 같기도 하다.

자주 받은 댓글 및 Q&A

 시력이 좋아졌으면 좋겠다는 희망을 담은 댓글도 넘쳐났다. 시청자 조회수와 구독자가 증가함에 따라 누군가는 영상을 보고 간략한 정리를 해서 올리기도 했고 또 다른 팁까지 보충해 주었다. 반면에 시력 저하에 대한 불안감을 호소하거나 걱정과 푸념의 댓글도 가득했기에 시력 개선의 동기부여가 되었으면 좋겠다. 가장 인상 깊었던 댓글은 사실인지는 모르겠지만 한 기자가 몽골에 가서 3년을 살았는데 시력이 0.1에서 1.8이 된 사례가 있다고 했다.

시력 회복 사례에 대한 댓글
"시력 0.5에서 0.7이 됐어요. 감사합니다."
"저도 미국 자전거 여행 다녀와서 시력 0.3 정도가 회복됐어요."
"말한 대로 하니 0.3에서 0.7이 됐어요. 감사합니다."
"근거리 작업할 때는 저도수 안경이 도움이 되고 눈 운동을 하니 이전
 보다 좋아진 것 같아요."

Q&A

Q. 시력이 정말 좋아질 수 있나요? 시력이 좋아졌다는 객관적인 자료

가 있나요?

A. 시력은 좋아질 수 있습니다. 직접 체험을 했고 의사들을 포함한 여러 사람들이 시력 회복을 경험했습니다. 연구사례도 있겠지만 시력이 좋아진 시력 검사 결과와 안경을 벗고 생활하고 있는 것이 객관적인 자료입니다.

Q. 쉽고 빠른 방법은 없나요?

A. 시력 회복에 지름길은 없습니다. 원하면 수술이 답이 될 수 있을지 모르겠지만 꾸준한 시간을 들여 노력해야 얻을 수 있습니다.

Q. 시력은 좋은데 노안이 있어서 가까이 보는 게 불편한데 도움이 될까요?

A. 노안은 눈의 노화로 일어나는데 눈 운동으로 근육을 단련하고 수정체에 탄력을 더해 주면 개선할 수 있습니다. 평소 꾸준한 눈 운동은 노안 예방에도 도움이 됩니다.

Q. 눈 사우나 대신 수건을 전자렌지에 데워서 눈에 대고 있어도 되나요?

A. 물에 적신 수건을 전자레인지에 데워 눈의 건조와 피로를 풀어 주는 것도 좋습니다. 눈 주변의 청결에도 신경을 써야 하고 너무 뜨거우면 화상의 위험이 있으니 온도를 잘 확인하세요. 깨끗한 수건을 사용하여 위생에 유의하기 바랍니다

Q. 눈 운동은 하루에 몇 분 정도 해야 하나요?

A. 매일 5분 정도 실시하고 여유가 생기면 추가로 늘려서 해 줍니다.

Q. 먼 산 바라보기와 눈 감고 햇빛 바라보기는 하루에 몇 번씩 해야 하나요?

A. 눈 운동은 시간이 날 때 자주 해 주면 좋습니다. 햇빛 바라보기는 평소에도 햇살에 노출되는 상황이 빈번하기 때문에 가끔씩 해 주면 좋습니다. 자외선이 약한 아침과 저녁 해를 눈 감고 바라보면 됩니다.

Q. 안경을 벗으면 눈이 피로해서 시력이 나빠진다고 하는데요?

A. 안경을 쓰고 벗는 것이 시력을 나쁘게 하는 것이 아니라 눈을 과도하게 사용해서 눈이 피로하면 시력이 저하될 수 있습니다.

Q. 자외선 차단을 위해 눈에 닿지만 않게 모자로 대체할 수 있나요?

A. 모자로 가능합니다. 모자로 그늘을 만들어 직접적인 노출을 피하면 됩니다.

Q. 시력이 나쁜데 이 운동을 매일 한다면 어느 정도로 시력이 좋아질까요?

A. 어느 정도 개인차가 있겠지만 꾸준히 하면 시력을 개선할 수 있습니다.

Q. 시력을 회복하는 데 기간이 얼마나 걸리셨나요?

A. 0.1에서 0.3까지 1년 정도 걸렸고 0.3에서 1.0까지 또 1년을 더해서 거의 2년 정도 걸렸습니다. 너무 무리하게 하면 과유불급입니다. 눈에 무리가 가지 않도록 자연스럽게 자주 끈기 있게 하는 것이 중요합니다.

Q. 시력이 좋아진 후 눈 운동하지 않으면 다시 나빠지나요?
A. 시력이 좋아졌다고 눈 운동을 그만 두면 노화와 환경 영향을 받기 때문에 시력은 변합니다. 그래서 꾸준히 해 주는 것이 좋습니다.

Q. 평상시에는 안경을 벗고 공부할 때만 안경을 껴도 되나요?
A. 평상시에 안경을 벗을 수 있다면 벗는 것이 좋습니다. 공부를 꼭 해야 하기 때문에 공부할 때 등 필요할 때만 안경을 착용하면 됩니다.

Q. 안구가 길어져서 눈이 나빠진 경우 시력이 회복되면 안구 모양이 점점 원형으로 돌아간다라고 생각할 수 있나요?
A. 눈 운동을 통해서 눈의 변형을 완화시켜 주겠지만 눈의 초점 기능을 강화하여 시력이 회복되는 관점입니다.

Q. 저도수 안경을 맞춰 사용하는 것도 시력 회복에 도움이 될까요?
A. 안경을 벗을 수 없는 상태라면 저도수 안경으로 대체하여 시력의 회복에 대응할 수 있어 도움이 됩니다.

Q. 핀홀안경도 자주 쓰셨나요? 핀홀안경이 시력 향상에 도움이 되나요?

A. 핀홀안경은 책을 읽거나 인터넷을 할 때 자주 이용하였고 안경 의존도를 줄여 주어 시력 향상에 도움이 됩니다.

Q. 짝눈이 심해도 시력 개선이 가능할까요?

A. 짝눈도 눈 운동을 함으로써 시력을 개선할 수 있고 한쪽 눈 가리기 운동을 통해서 짝눈을 개선할 수 있습니다.

Q. 안경을 착용하고 눈 운동해도 괜찮나요?

A. 괜찮습니다. 하지만 안경 의존도 측면에서 눈 운동의 효과를 저해합니다.

Q. 눈 마사지를 하면 눈꺼풀이 늘어나지 않을까요?

A. 눈 주변의 피부는 민감하기 때문에 부드럽게 실시하는 것이 좋습니다. 무리하게 힘을 세게 주면 눈 주변의 피부가 늘어날 수 있으므로 적당한 힘으로 해 줍니다.

Q. 눈을 비비는 행동으로 시력이 나빠질 수 있나요?

A. 눈을 비비는 행동은 눈에 안 좋은 행동 중 하나입니다. 눈에 자극을 줄 수 있고 상처를 유발할 수 있으므로 피하는 것이 좋습니다.

Q. 시력은 절대 좋아질 수 없다는 말로 인한 스트레스는 어떻게 극복하셨나요?

A. 시력 개선 전에는 저도 시력은 절대 좋아질 수 없다는 말을 믿었지

만 스스로의 회복력을 믿고 꾸준하게 눈 운동을 실시하였습니다. 힘들 때는 눈 운동을 하면서 명상을 한 것이 많은 도움이 되었고 지금은 직접 경험으로 시력 개선을 했기 때문에 스트레스를 받지 않습니다.

Q. 약시도 개선할 수 있나요?

A. 약시 또한 눈과 뇌의 비정상적인 반응에서 비롯되기 때문에 눈 운동을 통해서 눈과 뇌를 단련하여 약시 개선에도 도움이 될 수 있습니다.

Q. 노안 때문에 시력이 좋아진 것은 아닌가요?

A. 노안이 오면 먼 것은 더 잘 보이는 대신 가까운 것은 안 보이게 됩니다. 근시의 경우 노안으로 인해서 잘 보이는 경우가 있다고 합니다 다만 검사결과 노안은 아니고 가까운 것이 훨씬 잘 보입니다

Q. 사시에도 도움이 될까요?

A. 꾸준히 해 주면 눈의 근육과 움직임이 활성화되면서 개선에 도움을 줄 수 있습니다.

시력 검사 참고 용어

안과나 안경점에서 검사 결과를 볼 때 참고하기 좋은 용어에 대해 정리해 보았다.

▶ ARK(Autorefractor & Keratometer) : 안과 시력 검사, 도수 검사, 자동 굴절 검사기의 명칭.

▶ SPH(Spherical refractive error) : 구면렌즈 도수로 근시는 -, 원시는 +로 표시한다.

▶ CYL(Cylindrical refractive error) : 원주렌즈 도수로 근시는 -, 원시는 +로 표시한다.

▶ AXIS(Cylindrical Axis) : 원주렌즈의 축을 표시한다.

▶ PS(Pupil Size) : 동공 크기

▶ PD(Pupil Distance) : 동공 간의 거리

▶ ADD(Add) : 가까운 곳이 잘 보이도록 하기 위한 처방으로 항상 +로 표시한다.

▶ Rf[(Cornea) Refractive Flattest Meridians] : 가장 평평한 곳의 각막 곡률

▶ Rs[(Cornea) Refractive Steepest Meridians] : 가장 경사진 곳의 각

막 곡률

▶ CS(Cornea Size) : 각막의 크기

▶ OS(Oculus Sinister) : 왼쪽 눈

▶ OD(Oculus Dexter) : 오른쪽 눈

▶ Astig(Astigmatism) : 난시

▶ Pachy : 각막 두께

▶ IOP(IntraOcular Pressure) : 안압

▶ AC Depth(Anterior Chamber Depth) : 전안방의 깊이

▶ RNFL(Retinal Nerve Fiber Layer) : 망막신경섬유층

시력보호를 위한 방안

　　마지막으로 시력을 보호하기 위해서는 어떻게 해야 할지에 대해 고민해 보았다. 만약 시력이 나빠지던 때로 돌아갈 수 있다면 어떻게 했을까란 의문에서 시작했다. 잘 먹어야 한다. 성장기에 충분한 영양섭취를 하지 않으면 성장이 제한되기 때문이다. 먹었으면 활동을 통해서 골고루 근육이 발달할 수 있도록 맘껏 뛰어놀아야 한다. 활동 중에 섭취한 음식이 소화되면서 필요한 곳으로 보내 주는데 이를 게을리하면 살이 찌고 비만이 되는 것이다. 지금은 어릴 때부터 육체적인 성장보다 학업성취가 우선하게 되어 활동적이지 않고 실내 활동이 주로 이뤄지고 있다. 이에 따라 눈의 피로가 가중되고 환경적으로 근시를 유발하게 되므로 틈틈이 눈의 피로를 풀어 줄 필요가 있다. 멀리 시야를 확보할 수 있는 공간에서 산책 등 휴식 시간을 가져 눈의 원근 기능을 담당하는 수정체를 활성화시켜 주어야 한다. 공부나 업무를 하면서 오랜 시간을 앉아서 보내야 하기 때문에 바른 자세 또한 중요하다. 책과 컴퓨터 모니터 등은 적당한 거리를 유지해야 하고 꾸부정한 자세가 되지 않도록 허리를 펴고 앉는 습관을 키워야 한다. 눈이 집중을 하게 될 때는 주변 환경을 밝게 하여 눈의 피로를 덜어 주고 중간중간 휴식을 취하며 눈의 상태를 최적화시켜 준다. 아주 일반적인 이야기이지만 막상 눈이 나빠지면 제대로 지키지 않았음을 뒤늦게 후회하므로 평소에 눈에 좋은 습관을 키워야 한다. 그렇게 노력했음에도 불구하고 시력이 나빠져 안경을 착용해야 하는 순간이 올 수 있다. 공부를 해야 하는 학생이나 업무를 해야 하는 직장인들이 눈이 나빠지면 바로 안경이나 렌즈를 찾게 된다. 주위에서 손쉽게 찾을 수 있고 착용하자마자 선명하게 보이니 상당히 매력적이다. 하지만 안경을 착용하기 전에도 꼭 해야 하는 것들이 있다. 오래전 안경을 착용하게 된 계기와 후회를 바탕으로 고민한 사항으로 아이를 키우는 부모들이 먼저 알고 있어야 한다. 바로 어릴 때는 눈이 성장하면서 일시적으로 눈이 나빠지는 가성근시 등이 존재한다는 사실이다. 특히 성장기에는 눈도 보조를 맞추어 성장을 하면서 균형을 잡는 데 시간이 걸릴 수 있다. 또는 순간적으로 눈이 나빠질 수 있는데 아이에게 안경을 맞춰 주면 평생 안경을 쓰게 될 것이다. 그렇다고 무작정 안경을 쓰지 않는 것도 안 되니 먼저 안과에 방문하여 정확한 진단을 받자. 혹시나 질병에 의해 시력이 감퇴될 수 있는 가능성 등을 열어 두고 정확한 눈 상태를 확인하기 위해서다. 안과에서는 시력 측정을 해 주면서 다양한 장비로 정밀하게 눈을 검사할 수 있다. 의사의 진단을 잘 참고하는 것이 만일을 대비하는 일이다. 특별한 일이 아니라는 것을 확인하면 경과를 두고 보는 것이 좋다. 이 시점에서는 눈이 나빠진 것이 습관에 의한 것일 수도 있으므로 아이를 잘 관찰하자. 생활환경이 너무 어둡지는 않은지 어두운 곳에서 스마트폰을 하고 있는 것은 아닌지 눈을 자꾸 비비지는 않는지 등을 유심히 관찰하여 나쁜 습관이 들지 않도록 바르게 지도해야 할 것이다. 얼마 전 아이를 셋이나 기르고 있는 친구의 집을 방문한 적이 있다. 친구는 오래전에 라식 수술을 해서 안경을 끼고 있지 않았고 제일 큰 아이는 마이너스 도수의 투박한 안경을 끼고 있었다. 친구에게 아이의 눈 관리는 중요하며 시력은 개선 가능하다는 얘기를 했더니 전혀 믿지 않았다. 예전의 나처럼 시력은 절대 좋아질 수 없다는 신봉자였다. 그럼 아이의 시력이 어떻게 되는지 물었더니 알지 못했고 아이가 자신의 시력이 마이너스 1 정도라고 말했다. 이 기회에 시력에 마이너스가 없다는 사실을 친구와 아이에게 알려 주었다. 그리고 몰래 아이를 유심히 관찰했다. 다음 날 아이는 일어나서 세수를 하고 아침부터 안경을 착용하고 있었고 밥을 먹는 시간을 제외하고 학교에 가기 전까지 거실 바닥에 앉아 대형 텔레비전에서 1미터도 안 되는 거리에서 고개를 고정하고 텔레비전을 보고 있었다. 아직 어린 나이고 생활 습관만 잘 고쳐도 시력을 개선할 수 있을 것 같은데 아쉽다는 생각이 들었다. 남의 이야기만 아니라 나도 안경을 잘 써야 시력이 나빠지지 않는다는 말만 듣고서 바로 안경점에 갔고 그때부터 30년 동안 안경을 써 왔다. 하지만 안경 도수는 점점 높아졌지 한 번도 낮아진 적이 없었다. 해외에서도 시력 회복에 대한 사례를 살펴보면 눈이 나빠져서 안경을 착용하고자 병원에 갔는데 의사가 검사를 하고 나서 안경을 착용하기 전에 당분간 경과를 지켜보자고 해서 그냥 돌아왔다는 것이다. 시간이 지나면서 그의 시력은 점점 회복을 했고 결국 안경을 끼지 않고 지낼 수 있게 되었다. 그러면서 그는 그를 진료했던 안과 의사의 현명한 진료에 감사한다고 고백했다. 일시적으로 시력이 떨어져 눈이 잘 안 보이게 되더라도 당분간 의사의 처방과 함께 눈에 나쁜 습관을 최대한 줄이고 눈에 좋은 습관을 유지하면 시력 회복의 여지는 충분히 있다. 스트레스가 만병의 원인이므로 스트레스 해소를 위해서 각별히 노력하자. 이렇게 일정 기간 경과를 보고 시력을 재측정을 해 보고 눈의 상태를 확인한 후에 안경을 맞추러 가도 늦지 않을 것이다. 어린 아이와 마찬가지로 성인들도 가성근시가 생길 수 있다. 해외의 시력 회복사례로 안경을 쓰던 한 여성이 병원에서 안과 진단을 받다가 가성근시를 진단받고 시력을 회복했다고 한다. 성인이 되고서 성장은 이미 끝났다고 하더라도 여러 가지 원인이나 스트레스로 인해 시력이 나빠질 수 있기 때문이다. 친구들 중에 건강의 대명사로 소문난 친구는 평소 1.2를 유지하던 시력이 너무 나빠져서 0.7까지 떨어졌다. 업무 스트레스가 극에 달할 때 시력이 나빠져 걱정이라며 조만간 안경을 껴야 할지도 모르겠다고 했다. 갑자기 눈이 나빠진 것이니 경과를 좀 보고 하는 것이 좋겠다고 이야기하고 헤어졌다. 그리고 반년 만에 그 친구를 모임에서 다시 만났는데 그는 안경을 착용하고 있지 않았고 예전과 다르게 눈에는 생기가 돌았다. 궁금해서 눈의 근황을 물었더니 다시 1.2가 되었던 것이다. 이것이 바로 자기의 시력을 평소 잘 알아 두는 것의 중요성이다. 이 친구는 자신의 시력을 잘 알고 있었고 관리를 했기에 안경을 끼는 대신 다시 눈을 회복할 수 있었던 것이다. 그의 시력 회복 비결을 물었더니 눈에 신경은 썼지만 평상시처럼 생활했는데 다시 회복이 되었다며 안도했다. 스트레스 때문이지 아니었을까라고 추측할 뿐이었다. 이렇듯 성인이 되었다고 해도 안심할 수 없다. 무슨 이유로 갑작스럽게 시력이 변할 수 있기 때문이다. 만약 이 친구가 좀 불편하다는 이유만으로 안경을 착용했다면 과연 어떻게 되었겠는가. 아마도 도수가 들어 있는 안경을 끼고 모임에 나왔을 것이다. 이와 같은 경우를 대비하여 성장기가 끝난 성인이 되었다고 해도 안과에서 먼저 진료를 받고 경과를 확인한 후 안경을 맞추는 것이 현명할 것이다. 앞으로 눈에 좋은 습관을 키우고 눈에 나쁜 습관을 고쳐 나간다면 노후에도 눈을 건강하게 유지할 수 있으리라 기대해 본다.

에필로그

지금은 어떤 생각을 하고 있는가? 아직도 시력이 절대 좋아질 수 없다고 생각하는가? 한때는 똑같은 생각에 함몰되어 있었기에 누구보다 그 마음을 이해한다. 믿지 않을 수도 있지만 확실한 것이 있다. 시력은 좋아질 수도 있고 나빠질 수도 있다는 것이다. 잘 보이는 날도 있고 잘 보이지 않는 날이 있었음을 본인은 알 것이다. 잘 보이면 당연한 듯이 아무렇지 않게 넘어가지만 눈이 조금이라도 예전보다 흐려지면 그제서야 부랴부랴 걱정을 한다. 시력을 지키는 것은 순전히 본인의 노력 여하에 달려 있다. 우리는 나이가 들면서 나약해지고 늦게 깨닫는다. 늦은 만큼 만회하기 위해서는 실행력과 꾸준함이 필요하다. 모든 일에는 순서가 있고 즉시 고쳐지고 좋아지는 마법 같은 지름길은 존재하지 않기 때문에 결국 성실한 사람만이 가능한 것이다.

이전부터 시력 회복을 위한 시도를 했던 적이 있었다. 방송이나 소문을 듣고 시작했고 할 때마다 눈이 시원하고 피로가 풀리는 느낌을 받았다. 하지만 시력이 개선되는 것을 객관적으로 확인할 수 없었다. 결국 지속하지 못하고 작심삼일로 끝나기가 일쑤였다. 당연히 체계적이지 못한 방법으로 시작을 했고 지식도 없어서 제대로 알지도 못한 상태였기 때문에 어떻게 보면 무지하면서도 중간에 포기한 것과 마찬가지였다. 아마도 이런 경험을 한 것은 비단 혼자만은 아니라고 생각한다. 디지털문명이 혁신을 거듭하면서 생활 깊숙이 들어와 책도 디바이스로 보는 시대가 되었다. 치열한 경쟁의 일상 속에서 바깥에서의 활동보다 좁은 실내공간에서 보내는 시간이 길어졌다. 환경적으로 근시를 유발할 수 있는 요인들이 도처에 깔려 있고 필수적인 생활뿐만 아니라 화려하고 멋진 디스플레이 환경이 눈을 떼지 못할 정도로 매혹적이다. 이런 환경 속에서 눈 건강을 지키기 위해서는 단순한 시도나 도전으로는 쉽지 않은 것이 사실이다. 다행히 운이 좋아 여행을 통해서 계기가 만들어졌기 때문에 시작할 수 있었다. 시간을 들여 체계적인 연구를 했고 원리를 파악하고 방법론으로 접근했다. 그제서야 점진적인 시력 개선을 경험할 수 있었다. 모두에게 동일한 행운이 찾아오리라고는 생각하지 않지만 적어도 행운은 노력하는 사람을 좋아한다. 노력을 한 결과 행운을 만나게 되는 것이지 아무것도 하지 않는 사람에게는 주어진 대로 밖에 살 수 없다. 두려움과 낯섦의 울타리를 넘는 시도와 노력을 꾸준히 해야 실현이 가능하다.

책을 통해서 지금까지 어떻게 시력이 좋아졌고 안경을 벗게 되는 과정을 알아보았다. 그리고 시력이 좋은 사람은 앞으로 어떻게 눈을 관리를 해야 할지에 대한 고민도 해 보았다. 시력 개선을 위한 노력을 하며 겪은 일들을 참고하여 본인의 나쁜 눈 습관을 찾아 좋은 습관으로 바꾸는 기회가 되었으면 한다. 더 나아가 시력을 회복하고 안경을 벗게 되는 순간을 기대해 본다. 많은 사람들이 함께 실험에 참여하여 종합적인 결과를 얻지 못한 아쉬움이 조금 남지만 기회가 된다면 시력 회복에 대한 연구를 진행하여 많은 사람들이 눈 건강을 되찾고 안경을 벗을 수 있도록 도움이 되었으면 좋겠다. 세계적인 물리학자 뉴턴이 더 멀리 볼 수 있었던 것은 거인들의 어깨 위에 서 있기 때문이라고 말했듯이 더 깊은 사색과 통찰을 할 수 있는 계기가 되었으면 한다. 이를 통해 시행착오를 줄이고 본인의 환경에 맞게 시력 개선에 활용하는 지혜가 필요하다.

건강은 삶의 마지막이 찾아오는 순간까지 지켜야 할 소중한 자산이다. 특히 눈이 몸의 9할이라고 하듯이 자신을 위해 끊임없는 관리가 필요하다. 예전 길거리 설문조사를 한 적이 있는데 80대 노인 부부가 한강에서 산책 중이었다. 평소에 눈 운동을 해 주고 있으며 지금까지 안경을 낀 적도 없고 노안도 없다며 눈 건강을 자랑하던 모습이 생각난다. 영원한 건강은 없지만 이 노부부처럼 나이가 들어서도 눈 건강을 자랑할 수 있기를 희망한다. 그리고 앞으로도 노력할 것이다. 훗날 몽골을 여행하며 시력 개선을 실험할 기회가 생긴다면 좋은 결과와 함께 다시 만나기를 기대해 본다.

부록

말랭코프 눈 체조

각 동작마다 구령을 넣으면서 정확한 모양을 만들어 가면 실시한다.

좌우로 보기

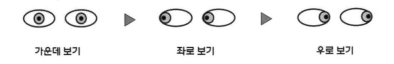

가운데 보기   좌로 보기   우로 보기

위아래로 보기

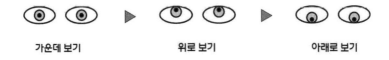

가운데 보기   위로 보기   아래로 보기

대각선 보기(왼쪽 위에서 오른쪽 아래로 보기)

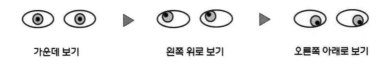

가운데 보기   왼쪽 위로 보기   오른쪽 아래로 보기

대각선 보기(오른쪽 위에서 왼쪽 아래로 보기)

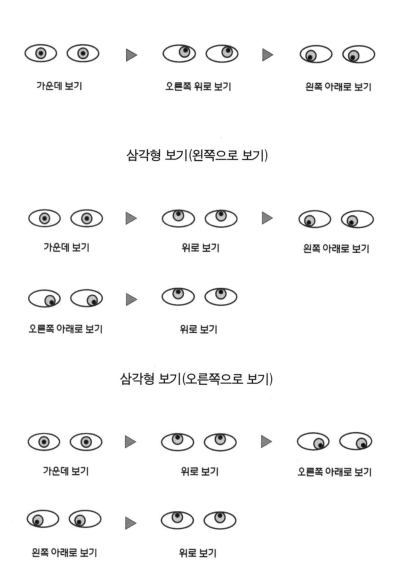

가운데 보기 ▶ 오른쪽 위로 보기 ▶ 왼쪽 아래로 보기

삼각형 보기(왼쪽으로 보기)

가운데 보기 ▶ 위로 보기 ▶ 왼쪽 아래로 보기

오른쪽 아래로 보기 ▶ 위로 보기

삼각형 보기(오른쪽으로 보기)

가운데 보기 ▶ 위로 보기 ▶ 오른쪽 아래로 보기

왼쪽 아래로 보기 ▶ 위로 보기

역삼각형 보기(왼쪽으로 보기)

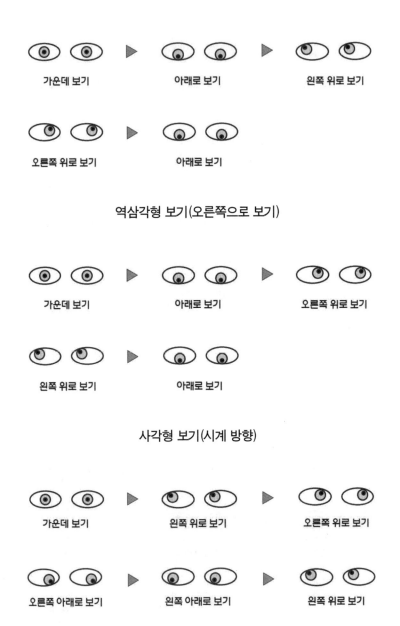

가운데 보기 ▶ 아래로 보기 ▶ 왼쪽 위로 보기

오른쪽 위로 보기 ▶ 아래로 보기

역삼각형 보기(오른쪽으로 보기)

가운데 보기 ▶ 아래로 보기 ▶ 오른쪽 위로 보기

왼쪽 위로 보기 ▶ 아래로 보기

사각형 보기(시계 방향)

가운데 보기 ▶ 왼쪽 위로 보기 ▶ 오른쪽 위로 보기

오른쪽 아래로 보기 ▶ 왼쪽 아래로 보기 ▶ 왼쪽 위로 보기

사각형 보기(반시계 방향)

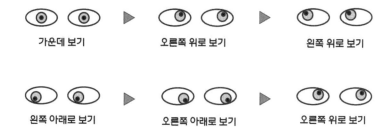

무한대 보기(위에서 아래로 보기)

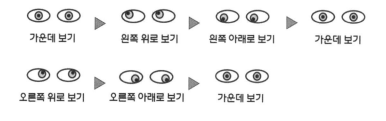

무한대 보기(아래에서 위로 보기)

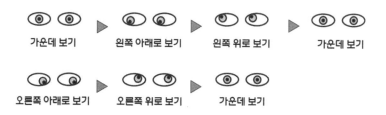

8자 보기(오른쪽으로 보기)

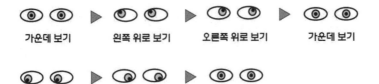

가운데 보기 ▶ 왼쪽 위로 보기 ▶ 오른쪽 위로 보기 ▶ 가운데 보기

왼쪽 아래로 보기 ▶ 오른쪽 아래로 보기 ▶ 가운데 보기

8자 보기(왼쪽으로 보기)

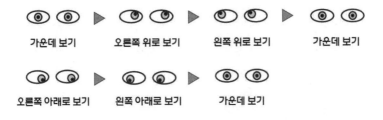

가운데 보기 ▶ 오른쪽 위로 보기 ▶ 왼쪽 위로 보기 ▶ 가운데 보기

오른쪽 아래로 보기 ▶ 왼쪽 아래로 보기 ▶ 가운데 보기

원형 보기(시계 방향)

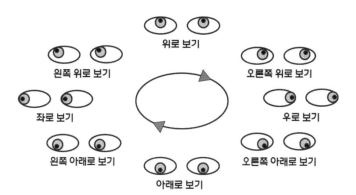

위로 보기

왼쪽 위로 보기

오른쪽 위로 보기

좌로 보기

우로 보기

왼쪽 아래로 보기

오른쪽 아래로 보기

아래로 보기

원형 보기(반시계 방향)

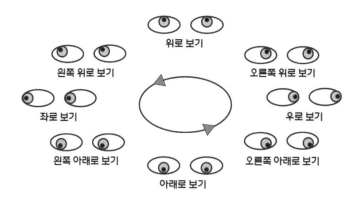

위로 보기

왼쪽 위로 보기

오른쪽 위로 보기

좌로 보기

우로 보기

왼쪽 아래로 보기

오른쪽 아래로 보기

아래로 보기

말랭코프 시력운동표 절취선을 따라 잘라서 눈 운동하는 장소에 부착하여 활용한다.

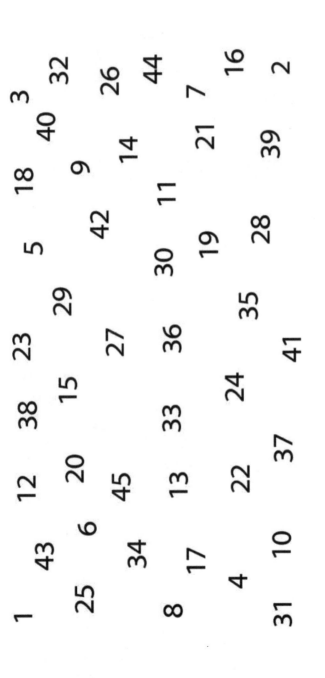

숫자를 1부터 45까지 눈을 움직여 찾아보세요. 쉬웠다면 거리를 점점 멀리 두고 찾아보세요.

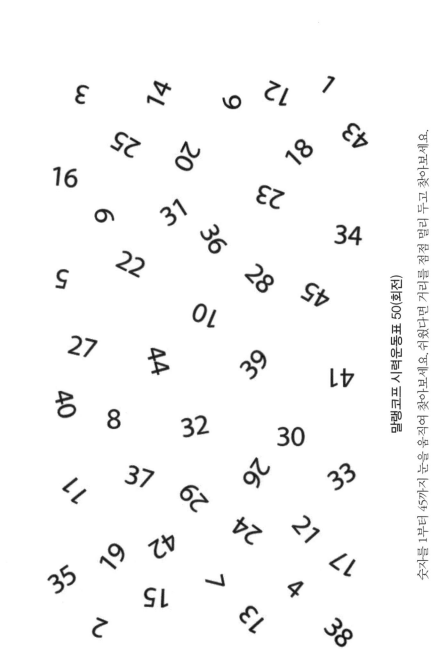

말랭코프 시력운동표 50(회전)

숫자를 1부터 45까지 눈을 움직여 찾아보세요. 쉬웠다면 거리를 점점 멀리 두고 찾아보세요.

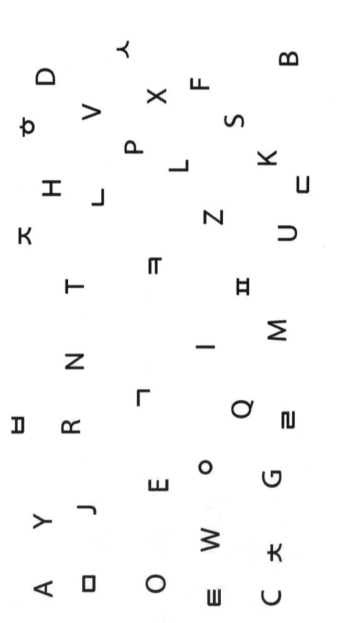

말랭코프 시력운동표 50(한글 자음 + 알파벳)

한글 자음을 ㄱ부터 ㅎ까지 눈을 움직여 찾아보세요. 알파벳 A부터 Z까지 눈을 움직여 찾아보세요.

쉬웠다면 거리를 점점 멀리 두고 찾아보세요.

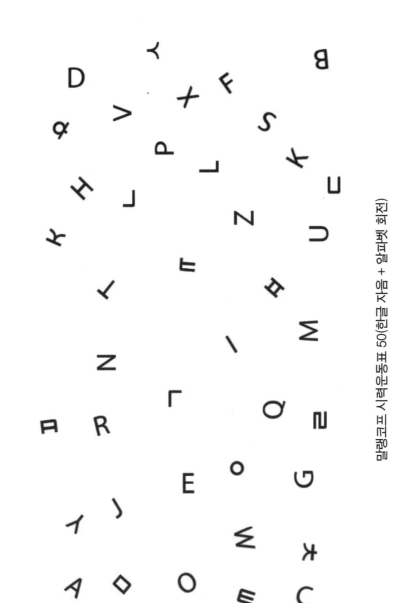

말랑글로 시력운동표 50(한글 자음 + 알파벳 회전)

한글 자음을 ㄱ부터 ㅎ까지 눈을 움직여 찾아보세요. 알파벳 A부터 Z까지 눈을 움직여 찾아보세요.

쉬웠다면 거리를 점점 멀리 두고 찾아보세요.

만델크로 시력운동표(도형1)

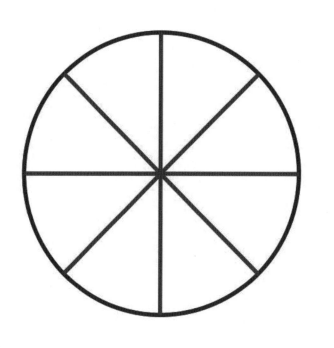

적당한 거리에 두고 눈으로 선을 따라 상하좌우로 10회씩 왕복해 주세요.

각 대각선을 10회씩 왕복해 주세요. 원을 좌우로 10회씩 그려 주세요.

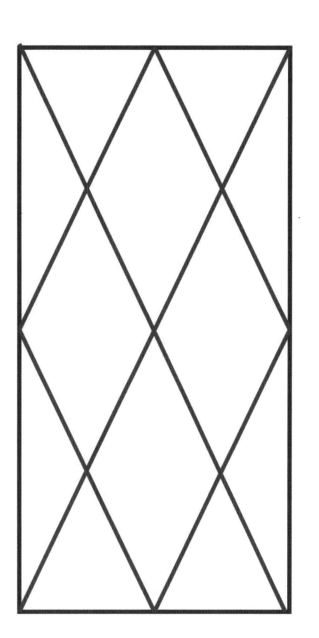

맹꽁크로 시력운동표(도형2)

적당한 거리에 두고 눈으로 선을 따라 좌우로 사각형을 10회씩 그려 주세요.

좌우로 마름모를 10회씩 그려 주세요. × 자를 따라 10회 그려 주세요.

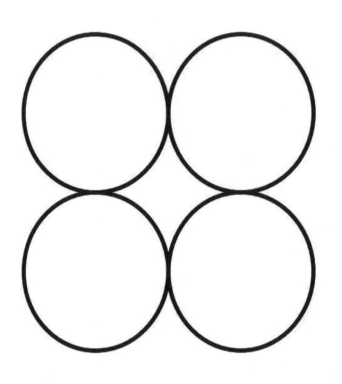

말랭글포 시력운동표 (도형3)

적당한 거리에 두고 눈으로 선을 따라 좌우로 각각의 원을 10회씩 그려 주세요.

무작위로 눈으로 선을 따라 그려 보세요.

말랭코프 시력운동표(키보드)

적당한 거리에 두고 눈으로 하고 싶은 말을 타이핑해 주세요.

! 1	@ 2	# 3	$ 4	% 5	^ 6	& 7	* 8	(9	) 0
Q ㅂ	W ㅈ	E ㄷ	R ㄱ	T ㅅ	Y ㅛ	U ㅕ	I ㅑ	O ㅐ	P ㅔ
A ㅁ	S ㄴ	D ㅇ	F ㄹ	G ㅎ	H ㅗ	J ㅓ	K ㅏ	L ㅣ	Enter
Z ㅋ	X ㅌ	C ㅊ	V ㅍ	B ㅠ	N ㅜ	M ㅡ	< ,	> .	? /

Space

/

안경탈출

ⓒ 허정표, 2023

초판 1쇄 발행 2023년 4월 25일

지은이   허정표
펴낸이   이기봉
편집   좋은땅 편집팀
펴낸곳   도서출판 좋은땅
주소   서울특별시 마포구 양화로12길 26 지월드빌딩 (서교동 395-7)
전화   02)374-8616~7
팩스   02)374-8614
이메일   gworldbook@naver.com
홈페이지   www.g-world.co.kr

ISBN   979-11-388-1854-4 (03510)